Jutta Keller

Sinnliche Akupressur

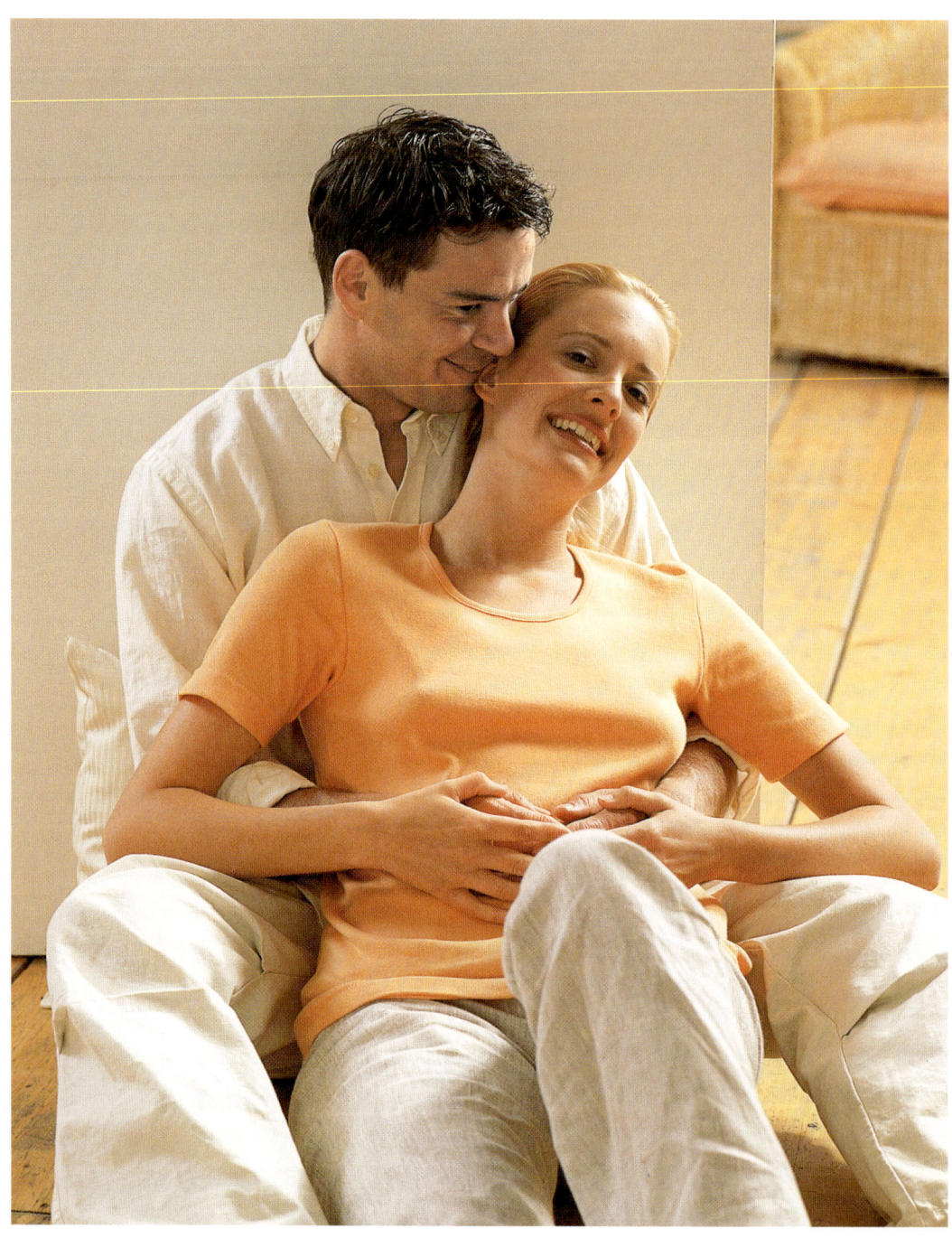

Jutta Keller

Sinnliche
Akupressur

Der sanfte Weg zu Wohlbefinden
und Entspannung

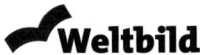

Inhalt

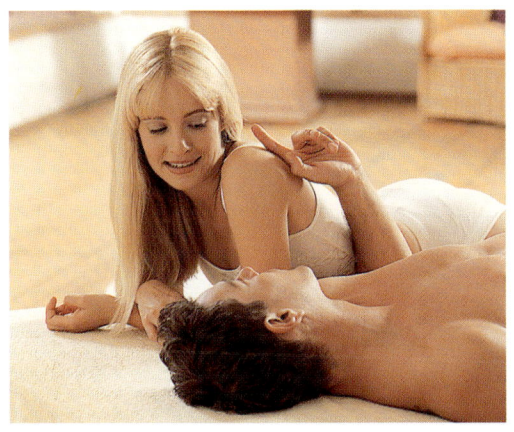

Nehmen Sie sich bei einer Akupressur-Massage Zeit für einander, und lassen Sie sich rundum verwöhnen.

Vorwort

»Güte in den Worten erzeugt Vertrauen, Güte beim Denken erzeugt Tiefe, Güte beim Verschenken erzeugt Liebe.«

Vor dem Hintergrund dieser weisen Worte des großen chinesischen Philosophen Laotse stelle ich die Akupressur, die uralte Heilmethode aus dem Reich der Mitte, in einem neuen Licht dar. Neu deshalb, weil dieser Ratgeber die liebevolle, gütige und mitfühlende Behandlung am und mit dem Partner zeigt, also dem Menschen, der einem am vertrautesten ist und sehr nahe steht. Es geht hier weniger um die Selbstbehandlung bei schmerzhaften Erkrankungen, als um Entspannung, Genuss und Sinnlichkeit.

Zweifellos können Sie mit Akupressur, der chinesischen Druckpunktmassage, und Shiatsu, der japanischen Meridianmassage, Erkrankungen vorbeugen und auch heilen. Beide sind sanfte alternative Methoden. Sie aktivieren und unterstützen die Selbstheilungskräfte des Organismus, indem sie die Energien im Körper harmonisieren.

Zuwendung und Wärme durch Akupressur

Wichtig für die Akupressur: die richtige innere Einstellung.

Akupressur und Shiatsu bewirken darüber hinaus noch mehr: Sie befriedigen das Bedürfnis nach Zuwendung, Beachtung, Berührung, Nähe, Wärme und Zärtlichkeit. Sie können eingeschlafene Liebesgeister zu neuem Leben erwecken.

Im Unterschied zur Akupunktur, der »Kunst des Nadelstechens«, übt die Akupressur nur Fingerdruck auf Nerven- und Meridianpunkte aus. Es besteht also punktueller, unmittelbarer Körperkontakt zwischen zwei Partnern. Die milde »Akupunktur mit den Fingerspitzen« an bestimmten Reflexpunkten auf der Hautoberfläche umfasst im weitesten Sinne Berühren, Drücken, Kneten, Streichen und Massieren. Durch seine Hände lässt der Gebende Kraft und Energie in Körper und Gemüt des Empfangenden fließen. Akupressur wirkt am nachhaltigsten, wenn sie mit Gefühl, also achtsam, bewusst, liebevoll und gütig ausgeführt wird.

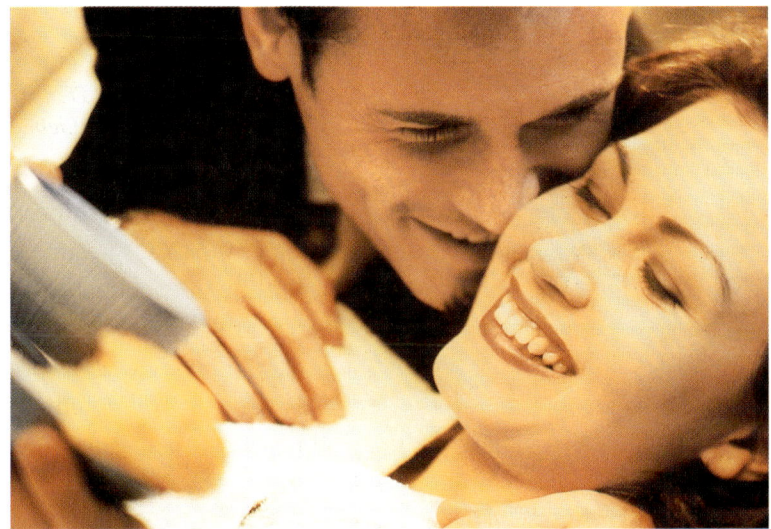

Mit der ganzheitlichen Akupressur- und Meridianmassage sind Sie und Ihr Partner tatsächlich von Kopf bis Fuß auf Liebe eingestellt.

Eine ganzheitliche Liebes- und Verwöhnpraktik

Akupressur für Liebende ist weitaus mehr als nur eine manuelle Druckpunkttechnik. Sie ist auch keine neumodische Sexualtechnik. Unter Akupressur für Liebende verstehe ich eine ganzheitliche Liebes- und Verwöhnpraktik, die den Menschen von Kopf bis Fuß einbezieht und Körper, Geist und Seele des geliebten Partners einschließt. Akupressur für Liebende ist ebenso wenig ein Allheilmittel für fehlende Liebe oder gar für ernsthafte Erkrankungen, die in die Hand eines Arztes gehören.

In diesem Buch werden Sie die Grundlagen von Akupressur kennen lernen. Ich biete Ihnen viele Partnerübungen an, in denen Sie sich und Ihrem Partner Gutes tun und die Sie ohne große Vorkenntnisse ausüben können.

Liebe geht »unter die Haut« – deshalb ist Akupressur ein sinnliches Erlebnis.

Mein herzlicher Dank gebührt Dr. Engelbert Remiger, der dieses Buch von zwei Seiten begutachtet hat: aus der Warte der westlichen Schulmedizin und der Chinesischen Traditionellen Medizin. Herzlichen Dank auch Dr. Reinhold Reischl, der mir wertvolle Tipps zu Akupressurpunkten gegeben hat. Ganz lieben Dank meinem geduldigen und einfühlsamen Masseur und Akupresseur, der mit mir jede Partnerübung in der Praxis erprobt hat.

Alles Leben und Lieben ist Energie

Für die Chinesen besteht das ganze Universum und auch jeder Mensch aus der Lebensenergie Qi. Wenn Qi nicht frei und gleichmäßig den Körper durchströmt, dann kann es zu Verspannungen oder Krankheiten kommen. Liebe ist die kraftvollste Ausprägung dieser Energie und kann, durch Akupressur verstärkt, umso freier und wohltuender fließen. In diesem Teil erfahren Sie, was Qi ist und was es bewirkt.

»Im Himmel ist Qi, und auf der Erde ist Form.
Wenn beide in Harmonie sind, entsteht Leben.
Sowohl Werden als auch Vergehen entstehen durch Qi.«
Aus dem Nei-king

Ein Zeugnis unvorstellbarer menschlicher Lebensenergie ist die Ende des 3. Jahrhunderts begonnene Errichtung der Chinesischen Mauer.

Würden wir die Erde vom Mond aus betrachten, so wäre das einzige von Menschenhand errichtete Bauwerk, das wir mit bloßem Auge erkennen könnten, die Große Mauer in China. Wie viel Kraft und Vitalität muß in einem Volk stecken, um dieses 6250 Kilometer lange, bis 16 Meter hohe und fünf Meter breite Bollwerk zu erschaffen? Was mag die Chinesen beflügelt haben, mit unendlicher Ausdauer und unvorstellbarer Lebensenergie das monumentalste Denkmal des Altertums und der Erde überhaupt zu bauen?

Die unsichtbare Lebensenergie beschreibt Laotse gleichzeitig als »Leere« wie auch als »Fülle«.

Qi, die vitale Lebensenergie

Das ganze Universum besteht aus unerschöpflicher Energie, die alles am Leben erhält. Jede Kultur hat ihre eigene Bezeichnung für diese universelle Lebensenergie: Die griechischen Stoiker nennen sie »Pneuma«, die Inder »Prana«, die Japaner »Ki«. Nach taoistischer Auffassung ist es die vitale Lebensenergie Qi, die alle Dinge und Wesen durchdringt und identisch ist mit der Ur-Energie, dem Tao. Wörtlich übersetzt bedeutet Qi »Dampf, der aus dem Reistopf quillt«, im erweiterten Sinne »Atem« und »Energie«. Laut dem Tao-Meister Deng Ming-Dao verweist Qi »auf die Energie, die das Atmen beinhaltet. Jedes menschliche Wesen hat Qi. Das Universum hat Qi. Alles, was Energie aufweist, hat Qi«.

Heilen bedeutet für die Chinesen nichts anderes als die Kunst, mit Qi richtig umzugehen.

Der Mensch als Ebenbild des Universums

Im »I Ging«, dem über 4000 Jahre alten chinesischen Weisheits- und Orakelbuch der Wandlungen, heißt es: »Die Natur ist immer in Bewegung.« Ebenso soll auch das Qi im Körper immer im Fluss sein. Was hält das Qi in den Energiebahnen (Meridianen) und in den Organen des Menschen in Bewegung? Den alten taoistischen Meistern zufolge bewirken das vor allem Liebe, Bewegung, Atmung und Nahrung. Der altgriechische Philosoph Heraklit sprach von »Panta rhei – alles fließt« und meinte damit dasselbe Naturprinzip: Leben ist Rhythmus und somit ständige Bewegung und Wandlung.

Um die Energielehre aus chinesischer Sicht zu verstehen, ist es sinnvoll, die kosmologischen Anschauungen der alten Chinesen kennen zu lernen. Für die Chinesen gab es einen Dreiklang zwischen Kosmos, Natur und Mensch. Die Natur stellt Anfang und Ende aller Dinge dar, da sie ohne Handeln, »wu-wei«, das Absolute, Tao, hervorbringt. Die Natur ist gleichermaßen Vorbild und Lehrmeisterin für alles Irdische, auch für den Menschen. Ein naturverbundener Taoist folgt dem Rhythmus der Natur, kommt äußerlich seinen Pflichten nach, läutert innerlich seinen Geist und erforscht die Fragen seiner eigenen Natur.

»Dem Tao folgen, heißt: dem Atem der Welt folgen.«
Deng Ming-Dao

Die ewigen elementaren Gesetze des Makrokosmos gelten ebenso für den Menschen, der als Mikrokosmos darin eingebunden ist. Nach Auffassung der alten Chinesen spielen sich in unserem Körper die gleichen Abläufe wie in der Natur draußen ab. Die Erkenntnisse aus ihren naturphilosophischen Beobachtungen übertrugen sie auf Staat, Politik, Gesellschaft, Medizin und Körper.

Was Qi im Körper bewirkt

Dem rhythmisch-dynamischen Ablauf des Naturgeschehens unterliegt auch der Mensch als Teil der Natur. Der Rhythmus des Kosmos schwingt in ihm bei jedem Herzschlag und lässt das Herz wie eine Saug- und Druckpumpe arbeiten. Systole und Diastole wechseln sich ab, beeinflusst durch die beiden Gegenspieler unseres Nervensystems: Sympathikus und Parasympathikus.

Jede Zelle unseres Körpers wird von der Lebensenergie Qi genährt. Sie zirkuliert in Energiebahnen des Körpers, den Meridianen, und reguliert Aufbau und Wachstum des Organismus. Qi sorgt für das Funktionieren der Organe. Nur ein ausgeglichenes Qi erfüllt seine Funktionen auf körperlicher und geistig-seelischer Ebene zufriedenstellend: Es erzeugt Körperwärme, treibt Bewegungen an, wandelt Nahrung und Flüssigkeiten um, speichert Nährstoffe, scheidet Abfallprodukte aus, schützt vor schädlichen äußeren Einflüssen und hält die Psyche in Balance.

Tao – Taoismus – Tao-te-king

■■■■■■■■■■■■■■■■■■■■■■■■■■■■■■

Im Tao geht es um die Harmonie zwischen Mensch und Kosmos und die Aufhebung aller Gegensätze.

Tao heißt übersetzt »Weg« und wird umschrieben mit »der Weg des Himmels, der Erde und des Menschen«. Für Laotse, den Urvater der chinesischen Philosophie, ist Tao das kosmische Schöpfungsprinzip, das All-Eine. Dieses unsichtbare, aber leitende Weltgesetz – das Christentum nennt es »Gott« – lässt sich nicht in Worte fassen und bewirkt dennoch alles. Ebenso ist ihm alles im Universum unterworfen: Sterne, Pflanzen, Tiere, Mikroorganismen, Menschen.

Der Taoismus basiert auf der mystisch-philosophischen Lehre von Laotse. Er formulierte die Essenz dieser Lehre vor rund 2500 Jahren im »Tao-te-king«, dem heiligen »Buch vom Weg und der Tugend«. Es kreist um die zentralen Begriffe Tao, Yin und Yang (→ Seite 34ff.), sowie Wu-Wei, das absichtslose Handeln oder Stillehalten. Ab dem zweiten Jahrhundert nach Christus entwickelte sich der Taoismus in China zur Volksreligion. Noch heute hat er viele Anhänger.

Formen und Störungen des Qi

Jeder Mensch wird mit einer bestimmten von den Eltern vererbten Lebenskraft geboren, die sein Wachstum und seine Entwicklung bewirkt. Außer diesem »Erb-Qi« erhält jeder aus der eingeatmeten Luft das »Atem-Qi« und aus der verdauten Nahrung das »Nahrungs-Qi«. Rund 70 Prozent seines Energiebedarfs bezieht der Mensch aus der Nahrung, etwa 30 Prozent aus der Atemluft. Auf der Körperoberfläche, die Haut und Schleimhäute umfasst, schützt uns das »Abwehr-Qi« oder »Wei-Qi« vor Infektionen und Erkrankungen durch Wind, Kälte, Hitze, Feuer, Feuchtigkeit und Trockenheit. Diese äußeren Witterungseinflüsse sind sowohl real als auch im übertragenen Sinne zu verstehen. Ein Patient kann zum Beispiel so wirken, als sei er Kälte ausgesetzt gewesen: Er zeigt Symptome wie kalte Hände und Füße, weißlichen Zungenbelag, Nackenschmerzen oder schweißloses Fieber. Es liegt also eine »Kälte«-Erkrankung vor, unabhängig davon, ob er tiefen Temperaturen ausgesetzt war oder nicht. Das »Abwehr-Qi« sorgt auch dafür, dass der Körper bei Überhitzung Schweiß absondert und dadurch die erhöhte Temperatur senkt bzw. ausgleicht.

Andere Krankheitsauslöser, die das Qi aus dem Gleichgewicht bringen können, sind unsere vielfältigen Gefühle: Wut, Angst, Trauer, aber ebenso übermäßige Freude und Liebesgefühle. Ohne Frage führt auch eine ungesunde Lebensführung, wie etwa falsche Ernährung, zu wenig Schlaf und Bewegung, zu einem Mangel an Qi.

Qi wieder zum Fließen zu bringen, ist in der chinesischen Medizin nicht nur Sache des Arztes, sondern auch Sache des Patienten.

Behandlung von Qi-Schwäche

Störungen im Qi-Kreislauf verursachen eine Qi-Schwäche. Der Patient leidet an Energiemangel, der sich als Antriebsschwäche äußert. In diesem Fall hilft vor allem die chinesische Moxa-Therapie, auch Moxibustion genannt. Dabei setzt der Arzt einen kleinen Moxa-Kegel aus getrocknetem Beifußkraut auf ganz bestimmte Meridianpunkte und entzündet den Kegel. Die Kräuterwärme wirkt direkt auf den Energiepunkt und löst selbstheilende Reaktionen aus.

Bei Schwächezuständen hilft auch eine fachmännische Moxa-Behandlung am Nabel.

11

Akupressur stärkt die Abwehrenergie

Wie eine zweite energetische Haut schützt die Abwehrenergie Wei Qi unseren Körper vor Kälte, Nässe, Wind, Hitze und Trockenheit. Sie öffnet und schließt die Hautporen wie bei einer Wechseldusche und reguliert die Körpertemperatur.

Akupressur und Meridianmassage stärken das Wei Qi, indem sie die Zirkulation von Blut und Lymphflüssigkeit anregen und die Poren öffnen. Schwächende Infekte können so besser aus dem Körper geschwitzt werden.

Qi-Blockade

Nach taoistischer Auffassung ist an Körper und Seele gesund, dessen Qi im Körper harmonisch fließt.

Liegen schmerzhafte Erkrankungen vor, ist der Qi-Fluss nicht nur geschwächt, sondern zusätzlich blockiert. Die stimulierende Akupressur an bestimmten Energiepunkten kann vor allem Blockaden des Qi-Flusses aufheben oder überschüssiges Qi ableiten. Nur »das vollendete Fließgleichgewicht im Körper ist Gesundheit. Jede Störung führt zur Disharmonie und macht krank«, schrieb Huang Ti, der legendäre Gelbe Kaiser, in dem Akupunkturklassiker »Neiking«, auf Deutsch: »Huang Ti's Innerer Leitfaden«, vor rund 4500 Jahren. Hauptaufgabe der ärztlichen Kunst sei es, den Menschen gesund zu erhalten oder das beim Kranken aus dem Lot geratene natürliche Gleichgewicht von Qi wiederherzustellen.

Die Wirkung chinesischer Medizin

Dieses energetische Lebensprinzip liegt der Traditionellen Chinesischen Medizin (TCM) zugrunde, zu der auch Akupunktur und Akupressur gehören. Wie bei allen anderen Heilmethoden der TCM (Pflanzenheilkunde, Moxa-Erwärmung, chinesische Heilmassage Tuina, Qi Gong, Diätetik) geht es ihnen um Wiederherstellung des energetischen Gleichgewichts im Körper.

Von der westlichen Schulmedizin unterscheiden sich diese Methoden darin, dass sie nicht einzelne Krankheitssymptome mit chemischen Präparaten bekämpfen, sondern die Ursachen in einem Ungleichgewicht der Energien in Organen oder Meridianen sehen. Der ganze Mensch wird in seinem energetischen Zustand überwiegend vorbeugend, also präventiv, behandelt. Im Mittelpunkt steht die Arbeit mit der Energie Qi. Der Arzt stellt zunächst einmal fest, an welchem Organ bzw. Funktionskreis ein Mangel an Energie, ein Überschuß oder eine Blockade vorliegt. Ein Zuviel an Energie (Fülle, Yang-Zustand des Patienten) wird abgeleitet, fehlende Energie (Leere, Yin-Zustand) dagegen zugeführt. Die Traditionelle Chinesische Medizin misst den emotionalen Einflüssen einen hohen Stellenwert zu. Sie werden als mitverantwortlich für psychosomatische Erkrankungen betrachtet. Dr. Engelbert Remiger meint dazu: »Während die Schulmedizin symptomorientierte Denkweisen bevorzugt, stellt die chinesische Medizin einen Weg dar, der den Zugang zu Körper, Geist und Seele auf energetische Weise ermöglicht.«

Ein geschulter chinesischer Arzt kann am Puls des Patienten das Zusammenwirken von Qi und Xue erkennen.

Chinesische Behandlungsmethoden

Zu den grundlegenden Behandlungsmethoden der chinesischen Medizin gehört das Qi Gong, was übersetzt »Arbeit mit der Energie Qi« bedeutet. Es wird seit Jahrhunderten in China ausgeübt. Um möglichst lange jung sowie körperlich und geistig leistungsfähig zu bleiben, praktizieren die Menschen aus dem Reich der Mitte heute noch Qi Gong, das eine Kombination von Bewegungs-, Stand-, Atem- und Visualisierungsübungen ist. Es funktioniert ähnlich wie die bioenergetischen Übungen nach Alexander Lowen. Einige der Qi-Gong-Übungen sind Meditationen, bei denen das Qi allein durch die Kraft der Gedanken bei ruhiger und gleichmäßiger Atmung geordnet und gelenkt wird.

Gefühle spielen in der TCM-Diagnostik eine wichtige Rolle.

Tai Chi verlängert das Leben

Qi Gong umfaßt alle Arten von Atem- und Bewegungsübungen, sowohl innere und weiche Stile wie das Tai Chi Chuan, eine Bewegungsmeditation. Tai Chi hat sich vor etwa 400 Jahren aus einer alten Selbstverteidigungstechnik entwickelt. Bei uns ist Tai Chi auch als »Schattenboxen« bekannt. Tai Chi bedeutet soviel wie, den »inneren Schweinehund«, das heißt Trägheit, Ungeduld oder Aggression, zu überwinden. »T'ai Chi Ch'uan, auch langes Boxen genannt, gleicht in seinen gleichmäßigen, fließenden Bewegungen dem unaufhörlichen Strom des Yangtsekiang oder den endlosen Wellen des Meeres. Bei jeder Bewegung soll der Körper leicht und beweglich und alle seine Teile sollen wie die Perlen auf einer Schnur miteinander verbunden sein. Das Ch'i soll fließen, doch der Geist soll ruhig sein«, heißt es in der klassischen Schrift des »T'ai Chi Ch'uan« von Chang San-Feng.

Millionen Chinesen führen allmorgendlich an ihrem Arbeitsplatz, in Parks oder auf öffentlichen Plätzen die langsam fließenden Bewegungen aus. Jede Bewegung wird durch eine Gegenbewegung ergänzt und aufgehoben. Diese Bewegungsharmonie bringt Yin und Yang in Einklang und führt zu körperlicher und geistiger Entspannung.

Das Qi hat den Chinesen zufolge eine fünffache Wirkung: Es wärmt, bewegt, wandelt um, hält zusammen und hebt nach oben.

Durch die Tai-Chi-Übungen wird die Lungenenergie, das Lungen-Qi, aktiviert, Atmung und Durchblutung werden reguliert, Wirbelsäule und Gelenke bleiben elastisch. Sauerstoffversorgung und Durchblutung verbessern sich, was sich auf das Allgemeinbefinden insgesamt positiv auswirkt. Alles in allem erhöht sich das energetische Niveau des ganzen Körpers. Tai Chi hilft bei innerer Unruhe, Stress, Kopfschmerzen, Verspannungen im Schulter-Nacken-Bereich, Fehlhaltungen usw.

Dynamische Kampfsportarten wie Kung Fu, Karate oder Judo haben ihren Ursprung auch im Qi Gong und dienen ebenso der Pflege der Lebensenergie.

Weitere Praktiken für ein langes Leben

Andere lebensverlängernde Praktiken sind die Ernährung nach den Fünf Elementen, Massage und Akupressur, Feng shui (gesundes Wohnen) sowie sexuelle Anleitungen, die im altchinesischen »Tao der Liebe« beschrieben werden. Bei all diesen Methoden geht es um die Stärkung und Mehrung von Qi und damit um die Erhaltung der natürlichen Lebens- und Liebesenergie.

Partnerübung 1: Die Energie des Partners wahrnehmen

Hier geht es darum, sich seiner Gefühle für den Partner bewusst zu werden und die Gefühle des Partners wahrzunehmen.

1 Sie sitzen Ihrem Partner an einem schmalen Tisch gegenüber und schauen sich schweigend in die Augen. Atmen Sie ruhig und gleichmäßig ein und aus.

2 Stützen Sie sich mit Ihren Ellenbogen auf den Tisch und halten Sie Ihre offenen Handflächen in einigem Abstand denen Ihres Partners gegenüber. Die Handflächen berühren sich nicht und auch sonst kein Körperteil.

3 Konzentrieren Sie sich auf die Innenseite Ihrer Handflächen. Lenken Sie Ihre ganze Aufmerksamkeit und Energie in sie hinein. Welches Gefühl empfinden Sie in diesem Moment ganz stark für Ihren Partner? Fassen Sie dieses Gefühl in einem Wort zusammen, zum Beispiel »Vertrauen«, »Zuneigung«, »Liebe«, »Wut« …

4 Dieses Gefühl schicken Sie in Ihre Handflächen. Variieren Sie den Abstand zwischen Ihren Händen, bis Sie beide für Ihr Gefühl die optimale Nähe bzw. Distanz gefunden haben.

5 Was nehmen Sie wahr? Spüren Sie (s)einen Energiestrom? Fühlen Sie vielleicht eine Botschaft von Ihrem Partner?

6 Geben Sie sich mit einem Kopfnicken ein Zeichen, wenn es genug ist. Lassen Sie die Energie, die Sie wahrgenommen haben, noch etwas in sich nachwirken. Danach können Sie sich über Ihre Erfahrungen austauschen.

»Lasst die Liebe ein wogendes Meer zwischen den Ufern eurer Seele sein«
Khalil Gibran

Nehmen Sie sich viel Zeit, um die Energie zwischen den Handflächen zu spüren.

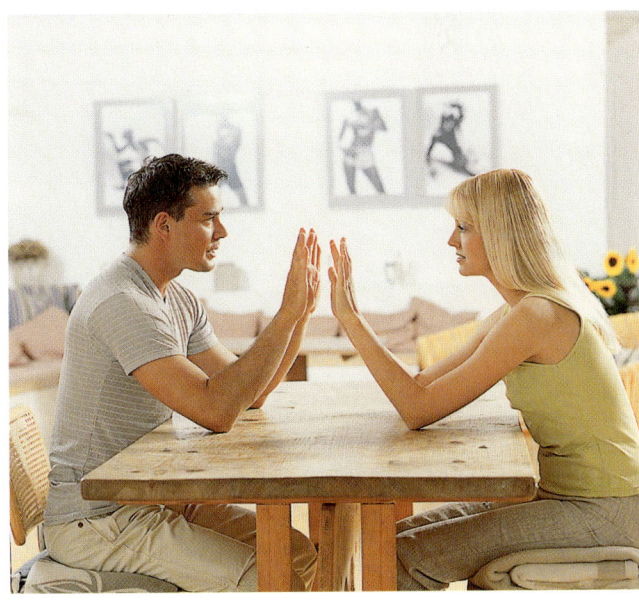

Liebe ist die kraftvollste Energie

»Liebe ist die Kraft, die allen Wesen Leben schafft.«
Chinesisches Sprichwort

Positive Hochgefühle wie Verliebtheit und erst recht natürlich Liebe beeinflussen das Immunsystem äußerst positiv. Menschen, deren Privatleben in Ordnung ist, sind nicht nur glücklicher und ausgeglichener, sondern auch gesünder. Die Heilkraft der seelischen Balance bewirkt, dass sie weniger anfällig für Krankheiten sind bzw. schneller wieder gesunden. Zärtlichkeiten austauschen, Haut berühren und streicheln, lachen, kuscheln, schmusen, sich wohl fühlen – wissenschaftliche Untersuchungen haben ergeben, dass dadurch die Anzahl der Abwehrkörper im Blut steigt. Die energetische Macht der Liebe erzeugt ein hormonelles Gleichgewicht und stärkt die körpereigenen Abwehrkräfte.

► Liebe ist stetem Wandel unterworfen

Dieser größte, positivste und machtvollste Energiefluss, den wir kennen, unterliegt, wie alles auf Erden, Zyklen und Schwankungen. Wir lieben nicht jeden Tag gleich stark. Auch und gerade die passionierteste Beziehung – »Passion« bedeutet sowohl Leidenschaft als auch Leiden – ist stetem Wandel unterworfen. Für ein harmonisches Liebesleben

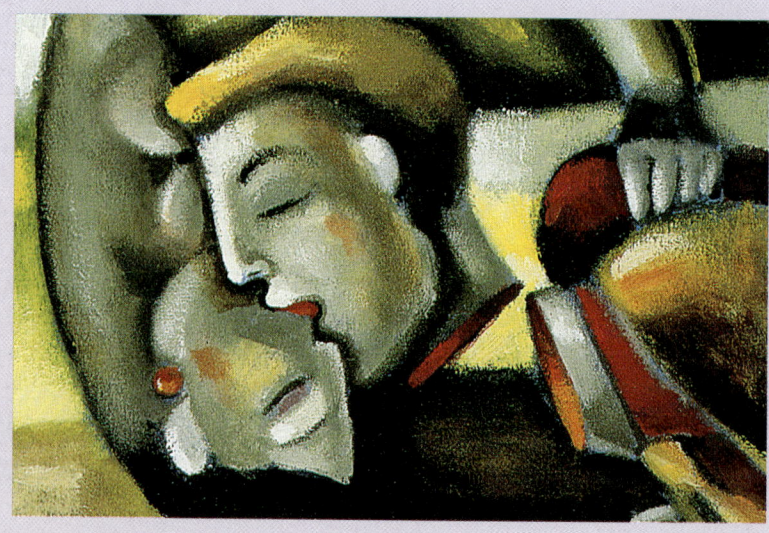

Liebe und Leidenschaft haben positive Wirkungen auf das Immunsystem.

muss man deshalb regelmäßig etwas tun und zwar seine Liebesfähigkeit – so lautet das Zauberwort – immer weiter entwickeln.

➤ Liebesfähigkeit stärken durch Akupressur

Wie können wir unsere Liebesfähigkeit entwickeln? Auf physischer Ebene zum Beispiel durch energetische Körperarbeit. Ein spirituelles Gesetz besagt: Wohin wir unsere Aufmerksamkeit lenken, fließt auch die Energie. Durch Konzentration können wir unsere Energie in jede gewünschte Richtung lenken. Jede Gefühlsregung, jede Empfindung, jeder Gedanke verändert die bioenergetische Schwingung in unseren Zellen, schwächt oder stärkt unser Energiepotential und damit unsere Gesundheit. Bereits durch die liebevolle Zuwendung beim Berühren und Streiche(l)n von Meridianen und beim Drücken von Akupressurpunkten verbessert sich der energetische Austausch zwischen zwei Menschen. Wir kreisen mit unserer Aufmerksamkeit nicht allein um uns selbst und halten keine Nabelschau, sondern sind mit unserer Achtsamkeit ganz bei der anderen Person. Selbstvergessen schenken wir unserem Partner freiwillig Energie. Dieser nimmt den Punkt, der gedrückt wird, bzw. den Meridian, an dem entlang gestrichen wird, bewusster

und deutlicher wahr. Sein Qi und Xue (Blut) werden an der energetisierten Stelle angeregt. Von dort aus verbreitet sich eine spürbar wohltuende Wirkung im ganzen Körper. Das gemeinsame Energieniveau von beiden steigt, der Fluss ihrer Lebens- und Liebesenergie kommt in Schwung. Die gegensätzlichen, sich ergänzenden weiblichen und männlichen Körperenergien Yin und Yang werden harmonisiert.

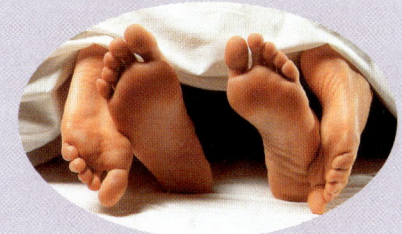

➤ Liebevoll dem Partner Gutes tun

Akupressur und Meridianmassage (Shiatsu) eignen sich wunderbar, um einander näher zu kommen und miteinander vertrauter zu werden. Die Massage von Energiebahnen und die Akupressur von Punkten wirken muskelentspannend, lösen energetische Blockaden und regulieren den Energiefluss im Körper. Das Qi kann wieder frei und ungehindert in den Meridianen zirkulieren. Sie fühlen sich in Ihrer Haut wohl, die beste Voraussetzung für ein harmonisches Liebesleben.

Die Grundlagen der Akupressur

Der Körper ist nach chinesischer Vorstellung von Meridianen durchzogen, auf denen die Akupressurpunkte liegen. Die wichtigsten werden Sie in diesem Buch kennen lernen, ebenso wie den Verlauf der Meridiane. In diesem Teil erfahren Sie Grundlegendes darüber, welche Vorstellung die Chinesen vom Körper und seinen Energieströmen haben, woran sie Spannungen und Blockaden erkennen und wie Sie selbst dieses Wissen anwenden können.

Chinesische Therapeuten sind schon seit zwei Jahrtausenden berühmt für ihre Heilkunst.

»Der Mensch tritt ins Leben weich und schwach,
er stirbt hart und stark.
Kräuter und Bäume sind weich und saftig, wenn sie entstehen,
dürr und hart, wenn sie sterben.
Darum: Das Harte und Starke ist Begleiter des Todes,
das Weiche und Schwache ist Begleiter des Lebens.
Aus dem »Tao te king« von Laotse

Der Körper aus chinesischer Sicht

Akupressur bietet Ihnen die Chance, Ihrem Partner noch einmal neu zu begegnen.

Akupressur können Sie relativ schnell anwenden, wenn Sie sich einige Grundkenntnisse über das chinesisch-taoistische Gesundheitsverständnis aneignen. Lernen Sie Ihren eigenen Körper und den Ihres Partners aus einer neuen Warte kennen. Sie können dabei nicht nur viel Spaß haben, sondern gleichzeitig für Ihre beider Gesundheit Vorsorge leisten und Ihr Liebesleben bereichern.

Etwa 30 Punkte kennen

Nach chinesischer Vorstellung besteht der Körper nicht aus einem anatomischen Nebeneinander von einzelnen Organen, sondern wird von 14 Hauptenergielinien, den Meridianen (→ Seite 54ff.) durchzogen, die mit den inneren Organen in Verbindung stehen. Stellen Sie sich die Meridiane wie Flüsse, Straßen oder Nervenbahnen vor, in denen das Qi fließt. Im Shiatsu, der japanischen Form der Akupressur, behandeln Sie vor allem diese Meridiane durch Druck von Händen (Daumen, Finger, Handballen), Ellbogen, Füßen und sogar Knien. Dabei setzen Sie gezielt Ihr Körpergewicht ein.

Machen Sie sich zunächst in Ruhe mit dem Verlauf der Meridiane vertraut, bevor Sie mit den Übungen beginnen.

Auf den Meridianen liegen über 360 Akupressurpunkte, die mit den Akupunkturpunkten identisch sind. Für eine Akupressur benötigen Sie aber nicht alle. Es genügt schon, wenn Sie etwa 30 Punkte kennen und wissen, wo sie liegen, wie Sie sie finden, wie und in welcher Richtung Sie sie mit der Fingerkuppe von Daumen, Mittel- oder Zeigefinger massieren. Mit etwas Übung können Sie die Lage der Punkte, die jeweils symmetrisch auf beiden Körperhälften liegen, oft schon durch Tasten erspüren: als kleine Einbuchtung, an der veränderten Festigkeit des Gewebes oder an einer besonderen Schmerzempfindlichkeit. Je nach Lage, Funktionskreis und Druckintensität können die Punkte anregend, beruhigend oder ausgleichend wirken. Harmonisierungspunkte liegen am Anfang und Ende eines Meridians, also an Händen, Füßen und am Kopf. Sie gleichen die Energien in den zugeordneten Organen aus.

Jeder Punkt hat einen Namen

Die Akupressurpunkte tragen traditionell sehr poetische, bildhafte Namen, zum Beispiel »Schönheit des Antlitzes«, »Leuchtende Augen« oder »Göttlicher Gleichmut«, die Rückschlüsse auf ihre Funktion zulassen.

Um sie besser lokalisieren zu können, besitzt jeder Punkt ein anatomisches Kürzel: Schönheit des Antlitzes ist Ma 3 = Magen 3, der dritte Punkt auf dem Magenmeridian. Leuchtende Augen ist Bl 1 = Blase 1, der erste Punkt auf dem Blasenmeridian, und Göttlicher Gleichmut ist Ma 36, einer der wichtigsten Akupressurpunkte.

Die Traditionelle Chinesische Medizin kennt sogar über 1000 Reizpunkte mit bestimmten Wirkungen.

Wie Meridiane und Organe zusammenhängen

In der chinesischen Heilkunde stellen diese Akupressurpunkte Tore (lat. foramina = Löcher) für Energien dar, die den menschlichen Körper durchströmen. Sie haben jeweils einen Durchmesser von etwa einem Millimeter und markieren sich elektrisch durch einen geringeren Hautwiderstand als an anderen Körperstellen. Vielleicht ein Grund dafür, dass das Qi beim Tonisieren (Energie erhöhen) leichter in den Körper hinein gelangt bzw. beim Sedieren (Energie dämpfen) besser aus dem Körper heraus kann.

Auch die westliche Medizin misst die Energieverläufe im Körper, zum Beispiel die Herzströme mittels Elektrokardiogramm.

Jeder Punkt steht in einer besonderen Beziehung zu einem bestimmten Organ, dessen Energiefülle oder Energieleere er anzeigt. Diese Hautstellen funktionieren wie »Druck- oder Schaltknöpfe«, an denen der Energiefluss jedes einzelnen Organs des Gesamtorganismus beeinflusst werden kann.

Wirkung auf das vegetative Nervensystem

Je nachdem, welche Punktart Sie mit welcher Bewegung akupressieren, entstehen Reflexe, die auf das vegetative, vom Bewusstsein nicht steuerbare Nervensystem beruhigend oder anregend wirken.

Akupressur regt die Bildung von körpereigenen »Glückshormonen«, so genannten Endorphinen, an, die Schmerzen lindern. Durch tiefen energischen Druck mit den Fingerspitzen auf ausgewählte Punkte stimulieren Sie diese und aktivieren so die Selbstheilungskräfte des Körpers.

In den Schmerz hineinatmen

■ ■

Wenn eine Körperstelle schmerzhaft verspannt ist, atmen Sie bewusst und konzentriert etwa drei Minuten lang in sie hinein. Schicken Sie heilendes Qi liebevoll dorthin.

Probieren Sie es aus, ohne sich dabei unter (seelischen oder zeitlichen) Druck zu setzen, und Sie werden höchstwahrscheinlich Linderung verspüren.

Manchmal braucht der Körper Druck

Die Akupressur geht mit dem Druck von Daumen, Zeige- oder Mittelfinger in die Tiefe der Haut und kann – so die Münchener Shiatsu-Lehrerin Alrune Schieß – ein »Wohlweh«, einen wohltuenden Schmerz, erzeugen. Durch punktuellen Druck in die Tiefe wird die Lebendigkeit von innen her angeregt: Festgehaltenes kann leichter losgelassen werden, Verspanntes kann besser entspannen.

Achtung! Auch der sanfteste Druck erzeugt einen Gegendruck, der im schlimmsten Fall genau das Gegenteil von dem bewirken kann, was er soll. Entwickeln Sie ein Gefühl für die Intensität des Drucks, indem Sie nachfragen und sich einfühlen.

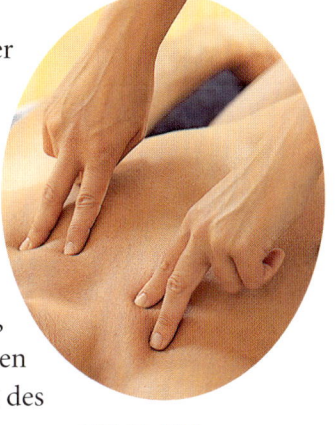

Mit Einfühlungsvermögen entwickeln Sie nach und nach ein Gefühl für die richtige Druckstärke bei der Partnermassage.

Ist Ihr Partner Yin oder Yang?

Sie brauchen nicht das Fachwissen eines chinesischen Arztes, keine Puls-, Zungendiagnose oder sonstige Untersuchung durchführen. Doch sollten Sie mit der Zeit ein sicheres Gespür für den energetischen Zustand Ihres Partners entwickeln. Sie sollten wahrnehmen und beurteilen können, ob Ihr Partner sich eher im Yin-Zustand befindet, also wenig Energie hat und sich leer, schwach, müde und erschöpft fühlt, um ihm über die richtigen Punkte Energie zuzuführen. Oder aber, ob er sich eher im Yang-Zustand befindet, also energiegeladen, überdreht, hitzig, eventuell sogar aggressiv ist, um ihn über die richtigen Akupressurpunkte von seiner überschüssigen Energie zu befreien und zu beruhigen. (Mehr zu Yin und Yang → Seite 34ff.)

Die hohe Kunst im Leben besteht darin, mit seiner Energie zu haushalten, sich weder ständig zu verausgaben, noch sich zu unterfordern. Eine Gratwanderung zwischen zwei Polen, zwischen Yin und Yang. Auch zwischen zwei sich liebenden Menschen findet permanent ein energetischer Austausch statt, der sich zwischen Geben und Nehmen, zwischen Nähe und Distanz abspielt. Das Geheimnis der Nähe ist die Distanz. Um die angemessene Distanz in einer Beziehung auszuloten, bedarf es viel Einfühlungsvermögen für sich selbst und den Partner.

Sind Yin und Yang im Körper nicht im Einklang, können Krankheiten die Folge sein.

So erkennen Sie, ob Ihr Partner zu wenig oder zu viel Energie hat

Yin-Zustand	Yang-Zustand
Schwäche von Qi	Fülle von Qi
Schwache Konstitution	Starke Konstitution
Zarte, feingliedrige Statur	Muskulöse, drahtige Statur
Neigt zu niedrigem Blutdruck	Tendiert zu hohem Blutdruck
Nervös, zaghaft	Energisch, vital
Eher introvertiert	Eher extrovertiert
Zurückhaltend	Temperamentvoll
Eher leise Stimme	Eher laute Stimme
Schreckhaft, ängstlich	Eventuell aggressiv
Blasse Haut, friert leicht	Hitzig, gerötet
Schlaffe Muskulatur	Gespannte Muskulatur
Mangel an Aktivität	Überaktivität
Eher chronisch erkrankt	Eher degenerativ erkrankt
Isst gerne und üppig, neigt zu Blähungen und zu Verdauungsstörungen	Eher akut, entzündlich erkrankt, Appetitlosigkeit, Nachtschweiß, schleimiger Auswurf

Ärztliche Diagnose mit allen fünf Sinnen

Zu viel oder zu wenig Energie – auch Puls und Zunge geben Auskunft.

Die traditionelle chinesische Diagnose erfolgte und erfolgt heute noch mit allen menschlichen Sinnen: sehen, hören, riechen, fragen und abtasten.

Der Arzt stellt durch Befragen des Patienten nach seiner Ernährung und seelischen Verfassung, seinen Lebensumständen und Gewohnheiten, seinem sozialen Umfeld, des Weiteren durch Puls- und Zungendiagnose fest, ob und wo die Energien in seinem Organismus gestört sind.

Zunge und Puls sind wichtige, untrügliche Barometer für die gesundheitliche Verfassung des Patienten. Ein TCM-versierter Arzt schaut sich Zungenkörper und -belag an und erfühlt an der Pulsart – es gibt zwölf verschiedene Pulse – den energetischen Zustand des Patienten.

Die Haut schafft Kontakt nach außen

Können Sie Berührungen – auch vom Partner – zulassen? Wann haben Sie sich das letzte Mal gefühlvoll berührt, gestreichelt oder massiert? Nutzen Sie die Chance, Ihrem Partner hautnah neu zu begegnen. Die Übungen in diesem Buch helfen Ihnen dabei.

Laut Statistik berühren sich Verliebte im Schnitt 38,7 mal am Tag. Nichtverliebte bringen es dagegen nur auf maximal zwölf Streicheleinheiten innerhalb von 24 Stunden – wenn überhaupt. Berührungen sind die Sprache des Körpers und der Schlüssel zur Welt der Sinne.

Etwas abgewandelt gilt: »Häute« schon berührt?

Haut und Seele stehen direkt miteinander in Kontakt. Die Haut ist die größte Spielwiese für unser Befinden und spiegelt den Zustand der Organe und der Psyche wider. Etwa 1,7 Quadratmeter Haut umhüllen unseren Körper. Sie ist das flächenmäßig größte und mit den meisten Nerven versorgte »Organ«. Die alten Chinesen sagten: »Die Haut ist der ausgebreitete Teppich des Gehirns.« In einem Quadratzentimeter Haut befinden sich 150 Nervenenden, die dem Gehirn selbst die flüchtigste Berührung melden. Mit der Haut berühren wir die Umwelt und nehmen Kontakt auf.

Berührungen sind existenziell

Der Wunsch nach Berührung ist von Geburt an tief in uns verwurzelt. Hautkontakt und Nähe fördern unser körperliches Wohlbefinden. Sie schaffen Vertrauen, schenken Wärme, regen Durchblutung und Stoffwechsel an. Experimente mit frühgeborenen Babys im Brutkasten und mutterlosen Affenbabys am »Touch Research Institute« in Miami/Florida haben gezeigt, dass liebevolle Streicheleinheiten auch von Ersatzmüttern und -vätern essenziell für Gesundheit, Entwicklung, Wachstum und Immunsystem sind. Sie bewirken positive biochemische Veränderungen im Körper. Körpereigene »Glückshormone« (Endorphine), die schmerzunempfindlicher und glücklich machen, und das Liebeshormon Oxytozin werden ausgeschüttet und sorgen für gute Laune, Lust und Wohlbehagen.

Durch Berührung eines Punktes wandert Aufmerksamkeit dorthin, was wiederum den Qi-Fluss anregt.

Akupressur in der Praxis

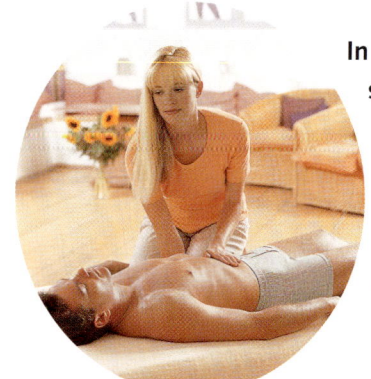

In welcher Atmosphäre sollte eine Akupressurbehandlung stattfinden? Wie »funktioniert« das Drücken und Massieren der Akupunkturpunkte überhaupt? Und wann sollte man sich lieber keine Behandlung geben lassen, sondern besser zum Arzt gehen? Dürfen Schwangere Akupressur empfangen? Auf diese Fragen finden Sie in diesem Teil Antworten.

»Wir berühren den Himmel, wenn wir unsere Hände auf einen Menschenleib legen.«
Novalis

In einer vertrauten und entspannten Atmosphäre kann Akupressur durch den Partner Wunder wirken.

Die geeignete Atmosphäre

Für die Partnerübungen in diesem Buch sollten Sie einige Vorbereitungen treffen. Ganz wichtig: Schalten Sie alle möglichen Störquellen aus und den Anrufbeantworter an. Der Raum, in dem Sie massieren und akupressieren, sollte frei von Zugluft sein, eine Temperatur von mindestens 20 Grad Celsius und gedämpfte Beleuchtung haben. Im Sommer können Sie die Übungen natürlich auch im Freien, in der Sonne oder im Halbschatten durchführen. (Druckpunkt-)Massage entspannt den ganzen Körper, wobei er leicht auskühlt. Legen Sie für diesen Fall eine Decke oder ein Tuch bereit, um die Körperteile, die Sie nicht behandeln, abzudecken.

»Was nutzt Liebe, Glück, Befriedigung und Reichtum, wenn du dir nicht die Zeit gönnst, sie in Ruhe zu genießen?«
Kurt Freiherr von Gleichen

Düfte fördern die Entspannung

Wenn Sie und Ihr Partner Lust auf Duft haben, können Sie den Raum mit ätherischen Ölen beduften. Düfte steigern das Wohlbefinden und schaffen eine Atmosphäre von Entspannung, Vertrautheit und Sinnlichkeit. Zarte Düfte sind Streicheleinheiten für Leib und Seele. Als Duftnoten eignen sich Rosenöl, Patchouli- und

Ylang-Ylangöl, Zimt- und Zedernholzöl sowie Muskatellersalbei-
und Styraxöl. Leise und beruhigende Meditationsmusik kann bei
den Partnerübungen unterstützend wirken. Sie können das Licht
dämpfen oder Kerzen anzünden. Setzen Sie sinnliche Stimulanzi-
en auf allen Ebenen ein oder verzichten Sie ganz darauf, je nach
Belieben.

Sitzen oder liegen?

Für eine Massage kann man leicht bekleidet sein – wie es zum Beispiel bei Shiatsu üblich ist. Werden nur Kopf, Schultern und
Nackenbereich massiert oder akupressiert, braucht man sich nicht
immer hinzulegen. Es ist sogar besser, aufrecht und entspannt auf
einem Stuhl zu sitzen. Wird der untere Rückenbereich massiert,
kann man sich entweder flach auf den Bauch legen, bei einem
Hohlkreuz eventuell ein kleines Kissen unter den Bauch schieben,
oder mit gebeugtem Rücken auf einem Stuhl sitzen und Kopf und
Oberkörper auf eine Tischplatte legen.

Vermeiden Sie bei der Massage vor allem, dass der Behandelte Zugluft bekommt.

Achten Sie darauf, dass Sie saubere, warme Hände und kurze Fin-
gernägel haben. Legen Sie Ringe und Armschmuck ab. Ihre Hände
bewegen sich bei der Meridianmassage am geschmeidigsten,
wenn Sie sie vorher leicht einölen. Bis auf Erdnuss- und Getrei-
deöl können Sie alle pflanzlichen Öle, zum Beispiel Olivenöl,
Kokosnussöl oder Safloröl dafür nehmen. Erwärmen Sie das Öl
und parfümieren Sie es mit ein paar Tropfen frischem Zitronen-
saft oder noch besser: mit dem Lieblingsduft Ihres Partners.

Versuchen Sie, während der Übungen so wenig wie möglich zu
sprechen. Seien Sie innerlich offen für die direkte, körperlich-seelische Begegnung mit Ihrem Partner. Sollten im Laufe der Übungen erotische Gefühle in Ihnen oder Ihrem Partner erwachen, lassen Sie sie kommen und gehen – wie eine Welle, die an den Strand
spült und sich wieder ins Meer zurückzieht. Lernen Sie beide,
Ihren sinnlichen Wünschen nicht gleich ungestüm nachzugeben,
sondern spielerisch leicht und gelassen mit ihnen umzugehen.
Erleben Sie eine neue Dimension in Ihrem Lustempfinden und
steigern Sie Ihre Liebesfähigkeit.

Vergessen Sie Ihren Alltag möglichst und konzentrieren Sie sich ganz auf die Massage.

Manche Menschen müssen sich an das intensive Berührtwerden erst gewöhnen. Lassen Sie Ihrem Partner daher Zeit.

Tipps für Akupressur-Neulinge

Cathryn Bauer erklärt in ihrem Buch »Acupressure for Women« anschaulich, wie man sich einem Akupressurpunkt einfühlsam nähert, ihn drückt, hält und loslässt: »Für den Anfang ist es hilfreich, die Hand einfach über den ungefähren Bereich des Punktes zu halten. Lassen Sie sie dort ruhen, während Sie einen tiefen, entspannten Atemzug tun. Mit der Spitze Ihres Zeigefingers nähern Sie sich langsam dem bestimmten Punkt. Bewegen Sie Ihren Finger um den Bereich herum und ertasten ihn sanft, bis Sie eine leichte Vertiefung spüren, an der Sie den Akupressurpunkt erkennen. Drücken Sie den Punkt leicht und halten Sie ihn, bis das Gewebe unter Ihrer Fingerspitze weich wird und sich entspannt. Dann drücken Sie den Punkt ganz langsam, bis Sie spüren, dass tieferer Druck Kraftanwendung verlangen würde.« An einem leichten Pulsieren unter der Berührung erkennen Sie, wann ein Punkt entspannt ist und die Energie fließt. Um dieses leichte Pulsieren wahrnehmen zu können, bedarf es einiger Erfahrung, viel Übung und wacher Sensibilität. Das A und O einer jeden Akupressur ist ein horchender, lauschender Daumen, Zeige- oder Mittelfinger, je nachdem, womit Sie den Punkt drücken.

Wie Sie akupressieren

Gabriel Stux beschreibt in seinem Büchlein über die »Akupunktur«, wie man richtig akupressiert: »Die Massage der Akupunkturpunkte bei der Akupressur erfolgt mit der Fingerkuppe des Zeigefingers oder des Daumens oder bei einigen Punkten mit dem Nagel. Man massiert mit kreisender Bewegung oder in Längsrichtung zum Meridian, also auf und ab. Die massierende Bewegung wird in Richtung des Meridianflusses betont. Der Massagedruck ist je nach Lage der Akupunkturpunkte unterschiedlich: Punkte im Bereich von Muskeln werden kräftig massiert, während Punkte im Gesicht und über Nervenaustrittsstellen vorsichtiger behandelt werden. Bei geschwächten und sensiblen Patienten massiert man weniger intensiv als bei athletischen.

Am Anfang der Behandlung ist der Massagedruck zunächst geringer und wird dann langsam gesteigert. Die Massagezeit beträgt bei den Nahpunkten im Bereich der Erkrankungen 30 bis 60 Sekunden je Punkt, und bei den Fernpunkten an den Armen und Beinen ein bis zwei Minuten.«

Grundsätzlich sollten Sie bei den paarigen Meridianen (→ Seite 54ff.) sowohl die Punkte auf der rechten wie auch auf der linken Körperseite massieren. Und noch ein wichtiger Hinweis: Geben Sie und Ihr Partner nicht gleich auf, wenn sich der gewünschte Akupressurerfolg nicht über Nacht einstellt. »Gut Ding will Weile haben« – in der Akupressur und in der Liebe. Ein chinesisches Sprichwort sagt: »Das Wort Geduld ist ein Schatz im Haus.« Üben Sie sich darin.

Mit etwas Übung und viel Zartgefühl können Sie auch mit Handballen, Ellenbogen und Knien massieren.

Längenmaße der Akupressur

Wenn Sie an den Meridianen und Akupressurpunkten arbeiten, ist es wichtig, dass Sie diese auch lokalisieren können. Deshalb wird der betreffende Punkt bei den Partnerübungen immer genau beschrieben. Dafür eignet sich die gängige Maßeinheit Cun, auf die sich die chinesischen Ärzte geeinigt haben:

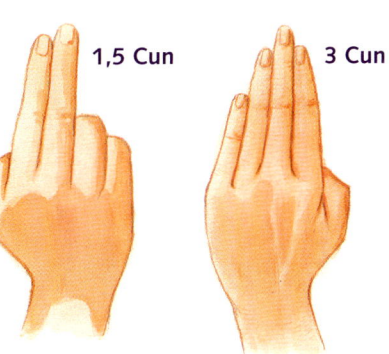

1 Cun   1,5 Cun   3 Cun

- Ein Cun entspricht Ihrer Daumenbreite.
- Zwei Finger ergeben zusammen eine Breite von eineinhalb Cun.
- Wenn Sie die übrigen vier Finger aneinanderlegen, ergibt sich eine Breite von drei Cun.

»Malen« Sie anfangs mit Creme die Punkte auf den Körper Ihres Partners!

Die Druckstärke bestimmt der Partner

Die Meridianpunkte massieren Sie mit viel Fingerspitzengefühl. Fragen Sie immer wieder nach, wie fest Sie drücken können. Der empfangende Partner bestimmt über die Intensität des Drucks, nicht Sie! Akupressur und Meridianmassage sollten Geschenke, Liebesdienste, Bezeugungen Ihrer Achtsamkeit und Liebe für den Partner sein.

Liebe ist ein wechselseitiges Geben und Nehmen, nach dem Soziologen Peter M. Blau ein »Tauschhandel«. Deshalb sollte jeder Partner abwechselnd in den Genuss einer Massage kommen. Wenn ein Partner immer nur gibt und der andere immer nur nimmt, bleibt die Liebe über kurz oder lang auf der Strecke. Achten Sie deshalb auf Ausgewogenheit, nicht jeden Tag, aber insgesamt gesehen.

Partnerübung 2:
Fühlen der Hände des Partners

Wahrscheinlich haben Sie sich noch nie so intensiv mit den Händen Ihres Partners befasst wie bei dieser Übung.

Bei der folgenden Wahrnehmungsübung geht es um das bewusste Berühren und Fühlen der Hände zweier Liebenden.

1 Setzen Sie sich auf eine Couch bequem nebeneinander. Schließen Sie die Augen und ergreifen Sie beide Hände Ihres Partners.

2 Fühlen Sie die Beschaffenheit der Haut, ob sie zart, weich, rauh oder hart ist. Sind die Hände warm oder kühl, trocken oder feucht? Wie empfinden Sie dies? Erkunden Sie Hände und Finger Ihres Partners. Wechseln Sie sich dabei ab: Seien Sie zuerst aktiv und streicheln Sie, der andere nimmt nur wahr und spürt. Dann lassen Sie sich streicheln, fühlen und genießen.

3 Zum Abschluss können Sie gemeinsam mit Ihren Händen

Mit den Fingerspitzen »sehen«

■■■■■■■■■■■■■■■■■■■■■■■■■■■■■■

Die menschliche Hand ist ein wahres Konstruktionswunder. Besonders sensibel sind die Fingerkuppen, die auf glatten Flächen Unebenheiten von weniger als zwei Hundertsel Millimeter wahrnehmen können. Sinnesrezeptoren in unseren Händen, die so genannten Meissner'schen Tastkörperchen, sammeln Informationen über Druck, Wärme, Kälte, Schmerz und Berührung und leiten sie durch etwa 17 000 Nervenfasern weiter zum Gehirn. Wenn Sie die Augen schließen, werden Ihre Finger noch feinfühliger – Sie können dann mit den Fingerspitzen »sehen«; sie werden zu Ihren Augen.

und Fingerspitzen einen Tanz in der Luft vollführen. Dabei sind beide aktiv. Spielen Sie mit Ihren »Wunderwerken«, die aus 27 Knochen, 28 Gelenken, 33 Muskeln und Tausenden von Sinneszellen bestehen, und bewegen Sie sie dabei so geschmeidig wie auf einem Tanzparkett. Wichtig bei dieser Übung ist, was Sie selbst während des Berührens spüren und fühlen. Ihre Fingerspitzen sind feinfühlige Antennen. Es geht hier noch nicht um die Massage an sich, sondern um die eigene bewusste Wahrnehmung.

Partnerübung 3: Bewusstes Berühren

Ziel dieser Übung ist das Wahrnehmen des bewussten Berührens und Berührtwerdens .

1 Bei dieser Übung gibt es einen aktiv Berührenden (Gebenden) und einen passiv Berührten (Empfangenden). Legen oder setzen Sie oder Ihr Partner sich dazu hin. Sie können die Übung auf einen Körperteil, zum Beispiel Kopf und Gesicht oder Beine und Füße, beschränken oder auf den ganzen Körper ausdehnen. Der aktiv Gebende (Yang) berührt mit offenen Augen, die er hin und wieder schließen kann. Der passiv Empfangende (Yin) hat die Augen geschlossen und gibt sich ganz der Berührung hin.

Wir leben heute in einer berührungsarmen Gesellschaft: Mit Akupressur können Sie bewusst gegensteuern.

Durch die zarten Berührungen können Sie Ihren Partner Ihre Liebe spüren lassen.

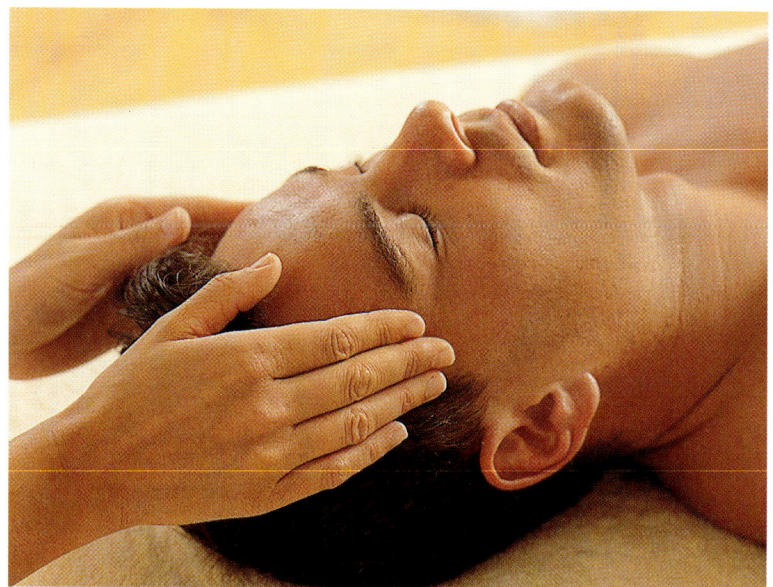

2 Beginnen Sie am Kopf. Streichen Sie über Stirn, Augen, Nase, Wangen, Kinn, weiter zu den Ohren, seitlich am Hals herunter, über die Schultern die Arme hinab bis zu den Händen und Fingern und wieder zurück.

3 Schließen Sie auch die Augen und spüren Sie in Ihre Fingerspitzen hinein. Berühren Sie Ihren Partner vorsichtig. Begeben Sie sich auf eine Entdeckungsreise, und ertasten Sie Region für Region seines Körpers: Brustkorb, Bauch, Beckengegend, Hüften, Beine, Arme, Füße (in der Rückenlage).

4 Verweilen Sie nicht an den erogenen Zonen, sondern erforschen Sie die Hautfläche immer weiter. Legen Sie alle Zärtlichkeit, die Sie für Ihren Partner empfinden, in Ihre Hände.

Aus dieser Übung können Sie auch ein regelmäßiges Ritual machen.

Wenn Sie diese Wahrnehmungsübungen als Rituale öfter wiederholen, verbessert sich die Feinfühligkeit Ihrer Finger(spitzen) und Hände. In der ganz bewussten innigen Berührung und deren Wahrnehmung durch Gebenden und Nehmenden steckt eine gewaltige Energie für die Liebesbeziehung. Voraussetzung ist natürlich, dass beide Partner willens sind, sich dieser Energie anzuvertrauen.

Wann Akupressur anwenden, wann nicht?

Bei Schmerzen ist es immer sinnvoll, erst einmal einen Arzt zurate zu ziehen, bevor Sie mit der Akupressur beginnen. Ist der konsultierte Arzt mit der Traditionellen Chinesischen Medizin vertraut, wird er Ihnen Akupressur vielleicht als begleitende Therapie empfehlen.

Wenden Sie Akupressur nur bei leichten und mittelschweren Erkrankungen an. Vor allem vegetative und psychosomatische Befindlichkeitsstörungen sprechen auf eine Massage der Punkte meist gut an. Dazu zählen Kopf-, Zahn- und Rückenschmerzen, Verspannungen an Hals, Schulter und Rücken, Magen- und Darmprobleme, Schlaf-, Verdauungs- und Sexualstörungen, Nervosität, Angst, Menstruationsbeschwerden, prämenstruelles Syndrom, Heuschnupfen, Überarbeitung usw.

Liebespaare können durch die Massage von Meridianen und Akupressurpunkten ganzheitlich, das heißt physisch, emotional, mental und spirituell entspannen. Ein angespanntes Nervenkostüm beruhigt sich fast augenblicklich durch einfühlsames Berühren und Streiche(l)n von Haut, unserem größten Kontaktorgan für Wärme und Zärtlichkeit. »Liebe ist der Kontakt zweier Hautoberflächen«, sagte Jean-Paul Sartre.

»Wie kannst du sagen, dass du mich liebst, wenn du nicht weißt, was mir weh tut?«
Chinesisches Sprichwort

Akupressur ist kein Allheilmittel

»Die Druckmassage ist empfehlenswert, sie ist risikoärmer als Akupunktur. Sie kann erfrischen, entspannen und Schmerzen lindern. Sie eignet sich als Selbstbehandlung oder zur Partnermassage«, beurteilt die Stiftung Warentest die Akupressur.

Dennoch ist diese Heilmethode natürlich kein Allheil- oder Wundermittel für jedes Wehwehchen. Akupressur kann keine medizinisch notwendige Therapie und auch keinen operativen Eingriff ersetzen. Akupunkteure behaupten oft, dass sich Menschen mit langwierigen, schmerzhaften Leiden in der Hoffnung auf Hilfe an

Chinesische Diagnostik ist nicht vergleichbar mit den präzisen technischen Untersuchungsmethoden der westlichen Schulmedizin.

31

sie wenden würden, nachdem sie schulmedizinisch nicht therapiert wurden. Dr. Engelbert Remiger hierzu: »Aufgrund des ganzheitlichen Ansatzes der Akupunktur besteht hierbei noch eine reelle Chance auf Besserung. Die Methode der Akupressur stellt sicherlich die sanftere Variante dieses Vorgehens dar und kann bei einer zuvor erfolgten erfolglosen Akupunktur nur bedingt auf dieser Ebene wirken.«

Vorsicht ist geboten!

Schwangere sollten einen Arzt konsultieren, bevor sie sich akupressieren lassen.

Nicht akupressieren und massieren sollten Sie:

■ Wenn organische Störungen, wie schwere Herz- und Kreislauferkrankungen vorliegen.

■ Wenn Sie Hautveränderungen an einem Punkt feststellen, zum Beispiel einen auffälligen Leberfleck, ein eitriges Geschwür, eine Warze, Narbe, Flechte oder Pilzinfektion.

■ Wenn Sie an Arthritis, Tumoren oder Krebs leiden.

■ Bei Fieber, entzündlichen Erkrankungen sowie bakteriellen Infektionen

■ Bei rheumatischen Erkrankungen

■ Bei starkem Bluthochdruck

■ Bei übertragbaren Hautleiden

■ Bei schwangeren Frauen dürfen die hormonellen Punkte nicht akupressiert werden. Jeanne E. Blum nennt in ihrem Buch »Chinesische Medizin für Frauen« 24 verbotene Energiepunkte und gibt an, ab welchem Schwangerschaftsmonat sie nicht mehr massiert werden dürfen. Im Zweifelsfall fragen Sie immer Ihren Arzt!

Drei wichtige Regeln für Akupressur und Massage

■ Nehmen Sie sich Zeit. Akupressieren oder massieren Sie niemals unter Zeitdruck oder bei großer Müdigkeit. Ansonsten sind Sie verspannt, und davon haben weder Sie selbst noch Ihr Partner etwas.

■ Seien Sie mit Leib und Seele präsent. Konzentrieren Sie sich während der Akupressur oder Massage auf die Arbeit mit Ihren Lebensenergien.

■ Beherzigen Sie dabei am besten das Motto: »Alles, was Du tust, das tue aus Liebe!« (Worte an einen Freund aus dem Buch »Die Liebe« von Peter Lauster)

Akupressur und Massage als Ritual zelebrieren

Wenn Sie sich und Ihrer oder Ihrem Liebsten hin und wieder etwas Gutes tun wollen, dann sind Akupressur und Shiatsu (Meridian-massage) genau das Richtige für Sie. Zelebrieren Sie ein gemein-sames Ritual am Abend oder noch besser am Wochenende: Kochen Sie gemeinsam ein Menü nach den Fünf Elementen und speisen Sie bei Kerzenlicht in Ruhe zusammen. Schaffen Sie eine sinnliche Atmosphäre mit Duftkerzen, Aromalampe oder Räucher-stäbchen und hören Sie schöne Musik.

Nehmen Sie ein warmes Vollbad, allein oder zu zweit, um Haut und Sinne zu öffnen. Empfangen Sie danach eine energetisieren-de Meridian- und Akupressur-Massage, die Sie in andere Welten entführt: in die Welt des erholsamen Schlafs oder in die Welt der prickelnden Erotik …

»Sie hat es immer Liebe auf die erste Berührung genannt.«
Ken Wilber

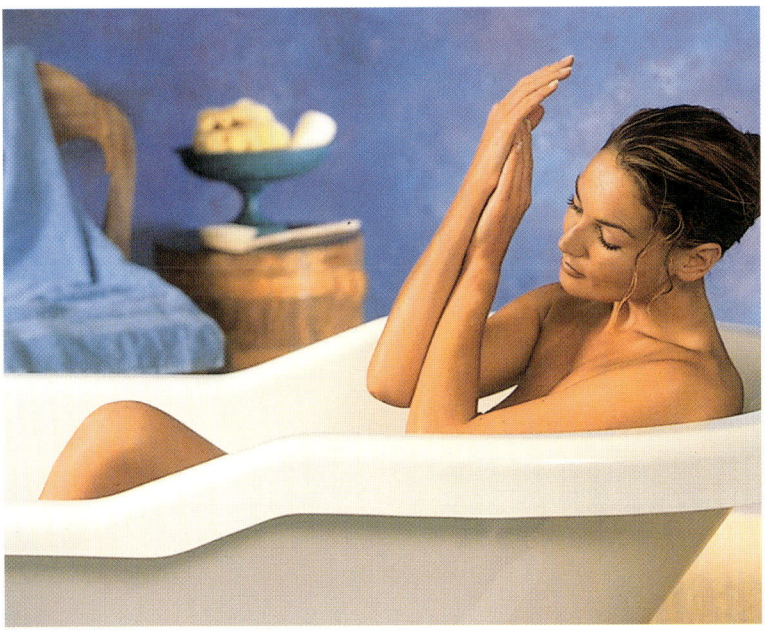

Ein warmes Bad ent-spannt die Sinne und bietet die ideale Ein-stimmung für eine sinnliche Akupressur-Massage zu zweit.

33

Yin und Yang
in der Partnerschaft

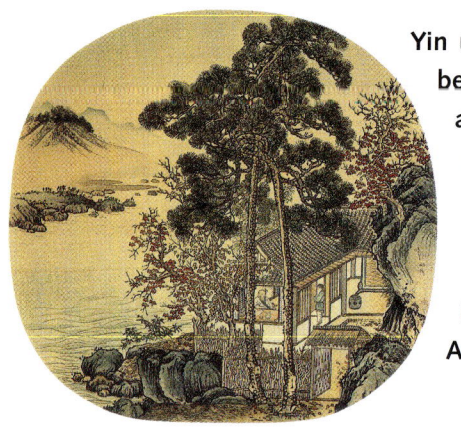

Yin und Yang sind nach chinesischer Vorstellung die beiden entgegengesetzten Energien, aus denen alles, auch der Mensch besteht. Die einzelnen Körperorgane sind ebenfalls entweder Yin oder Yang. Deshalb ist es für die Akupressur wichtig, sich etwas mit den Yin- und Yang-Energien im Körper auszukennen. In diesem Teil erfahren Sie alles, was Sie über Yin und Yang-Energien für eine wohltuende Akupressur-Behandlung wissen sollten.

In der chinesischen Weltanschauungslehre ist der Mensch eine kleine, in sich geschlossene Einheit, die nach den kosmischen Gesetzen der Natur funktioniert.

»Alle Wesen tragen das ruhende Yin und umfassen das bewegende Yang. Der vermittelnde Lebensodem bewirkt die harmonische Vereinigung.«
Aus dem Tao-te-king von Laotse

Das Wechselspiel von Yin und Yang

Die alten Chinesen glaubten, dass alles im Universum aus negativer und positiver fließender Energie aufgebaut ist. Alles zeigt gegensätzliche und rhythmische Eigenschaften. Diese Gegenkräfte existieren sowohl in der Natur als auch in jedem Menschen. Diese beiden zwar polaren, sich aber anziehenden und ergänzenden Energien bezeichnen die Chinesen als Yin und Yang. Ursprünglich bedeutete Yin die »Schattenseite« und Yang die »Sonnenseite« eines Hügels. Yin wurde mit kaltem Wetter und wolkenbedecktem Himmel (Nässe) assoziiert. Yang, der der Sonne zugewandte Hang, wurde mit Helligkeit und Wärme verbunden.

Gegensätze bestimmen die Welt: Tag – Nacht, Ebbe – Flut, Feuer – Wasser, Geburt – Tod, Mann – Frau.

Charakteristisch für die beiden Gegenspieler ist, dass sie sich in einem ständigen Wechselspiel befinden und zwischen Ruhe (Yin) und Aktivität (Yang) hin- und herbewegen. Im »I Ging«, dem

Buch der Wandlungen, heißt es: »Nachdem das Yang seinen Gipfel erreicht, zieht es sich zu Gunsten des Yin zurück. Hat das Yin seinen Gipfel erreicht, zieht es sich zu Gunsten des Yang zurück.«

Yin und Yang im Menschen

Da der Mensch zwischen Himmel (Yang) und Erde (Yin) steht, unterliegt auch sein Körper diesem Yin-Yang-Raster: Die rechte Körperseite und die Rückseite sind Yang; die linke Körperseite und die Vorderseite sind Yin. Körperinneres, Blut, Körpersäfte, Knochen und Füße sind Yin; Körperäußeres, Haut, Kopf und Fingerspitzen sind Yang.

Qi selbst ist eine Yang-Substanz und zirkuliert zusammen mit Xue, dem Blut (eine Yin-Substanz) durch die Meridiane, die ebenfalls entweder Yin oder Yang sind. Das feurige Qi treibt das eher träge Xue an und hält es im Fluss; Xue wiederum »bremst« und beruhigt das Qi. In der chinesischen Medizin ist »Qi der Führer des Bluts und das Blut die Mutter des Qi«. Qi und Xue gelten als die beiden Lebenssubstanzen, die sich gegenseitig brauchen.

Auch jedes Organ ist entweder männlich oder weiblich: Blase und Magen zum Beispiel sind Yang, Herz und Nieren Yin. Jeder Mensch hat eine Yin- und eine Yang-Wurzel, die miteinander in Balance sein sollten.

»Das Yin befindet sich im Inneren des Körpers, es ernährt das Yang. Das Yang befindet sich außen, es schützt das Yin.«
Aus dem Nei-king

Yin und Yang ergänzen sich

Das Wesen von Yin und Yang besteht darin, dass sich die beiden scheinbaren Gegensätze harmonisch ergänzen. Yin und Yang sind wie die zwei Seiten einer Münze: Eine Seite ist ohne die andere unvollständig und nicht ganz. Dennoch gibt es kein reines Yin und auch kein reines Yang. Wie im Yin-Yang-Symbol (→ Grafik, Seite 36) der Samen von Yin im Yang enthalten ist und umgekehrt (kleine komplementär gefärbte Kreise), enthält alles Negative auch Positives und vice versa. In jeder Beziehungskrise verbirgt sich die Chance zum Reifen und miteinander Wachsen. In jedem Mann stecken auch weibliche Anteile, in jeder Frau gibt es männliche Anteile, sowohl auf körperlicher als auch auf seelischer Ebene.

Ein- und Ausatmen sind beispielsweise Yang- und Yin-Vorgänge, ein Wechsel zwischen Anspannung und Entspannung.

Yin-Yang ist ein ganzheitliches Konzept

Verstehen Sie Yin und Yang nicht als Werte im Sinne von »besser« oder »schlechter«.

Diane Stein führt in ihrem Buch »Heilerinnen« einen berechtigten Einwand gegen die meist stereotype Klassifizierung von Yin und Yang an: »Die Assoziation von Yang mit Qualitäten wie Wärme, Aktivität, Beständigkeit, Erregung und Helligkeit und von Yin mit den Qualitäten wie Kälte, Empfänglichkeit, Nachgiebigkeit, Passivität und Dunkelheit bildet im Westen die Grundlage für das Missverständnis, Yang auf das Männliche und Yin auf das Weibliche einzuschränken. Das Konzept von Yin und Yang ist ein ganzheitliches (…). In jedem Ding, ob männlich oder weiblich, ob Gras, Hase oder Berglöwe, ist ein Gleichgewicht von Yin- und Yang-Energieflüssen zu finden. Die Aufrechterhaltung dieses harmonischen Gleichgewichts ist gleichbedeutend mit der Aufrechterhaltung von Wohlbefinden.«

Die Monade: das Symbol für Yin und Yang

Die Monade versinnbildlicht die Harmonie von Himmel und Erde, Männlichem und Weiblichem. Im Yin ist bereits der Samen von Yang enthalten und umgekehrt (kleine Kreise). Zwischen den beiden Polen Yin und Yang fließt wechselseitig Energie. Beide Aspekte zusammen bilden eine Einheit, das Tao, die im Kreis symbolisiert wird. Das sichtbare Wechselspiel der polaren bzw. komplementären Kräfte in der Welt stellt das unsichtbare Urgesetz des Universums, des Tao, dar.

Das Yin-Yang-Symbol, die Monade

Xue (Yin) = Blut	Qi (Yang) = Lebenskraft
Zentrifugale Yin-Energie (= Kraft der Erde, die von innen nach außen wirkt)	Zentripetale Yang-Energie (= Kraft des Himmels, die von außen einwirkt)
Dunkelheit, Erde, Mond, Wasser, Ruhe, Passivität, Kälte, Herbst, Winter, Nährendes	Helligkeit, Licht, Himmel, Sonne, Feuer, Aktivität, Wärme, Frühling, Sommer, Befruchtendes
Herz, Lunge, Niere, Leber, Bauchspeicheldrüse, Herzbeutel, Konzeptionsgefäß, Rückseite, chronische Krankheiten, Parasympathikus, Knochen	Magen, Dickdarm, Blase, Gallenblase, Dünndarm, Dreifacher Erwärmer, Lenkergefäß, Vorderseite, akute Krankheiten, Sympathikus, Haut

In die eigene Mitte finden

Unser Leben spielt sich zwischen Aktivität (Yang) und Ruhe (Yin), Anspannung (Yang) und Entspannung (Yin), Einatmen (Yang) und Ausatmen (Yin) ab. Alle diese Gegensätze sind notwendig, damit der menschliche Organismus funktionieren kann. Erst wenn wir ausatmen, können wir auch wieder einatmen. Die hohe Lebenskunst besteht darin, die Balance zwischen den beiden Polen zu finden, den Weg in die eigene Mitte, sich zu erden und zu zentrieren. Nach chinesischer Auffassung stellt die Erde unter den fünf Elementen das harmonisierende und sammelnde Element der Mitte dar (→ Seite 43 und 46).

Die Wege, sich zu erden und zu sammeln, sind individuell sehr unterschiedlich. »In der Ruhe liegt die Kraft« ist nicht für jeden die geeignete Devise. Der eine braucht Bewegung und sportliche Aktivität (Yang), um seine überschüssigen Energien zu harmonisieren und mit sich ins Reine zu kommen. Der andere will nur alle Viere von sich strecken, nichts hören, nichts sehen, nichts reden oder gar lesen und den Kopf frei bekommen. Wer viel mit dem Kopf (Yang) arbeitet, sollte auch für geistigen Leerlauf sorgen. Das erfordert jedoch wiederum einige geistige Übung und Disziplin. Am besten entspannt sich ein angespannter Geist durch eine sensitive (Shiatsu-)Massage oder Akupressur des Körpers. Durch einfühlsames Berühren, Streicheln und Massieren von Harmonisierungspunkten beruhigt sich der Geist wie von selbst, er wird sanft »gezähmt«.

Auch in der Ernährung gibt es Yin (Obst, Gemüse, Fisch) und Yang (Fleisch, Eier, scharfe, bittere Gewürze).

Partnerübung 4: Akupressur von Harmonisierungspunkten

1 Um Geist und Körper miteinander zu versöhnen, massieren Sie folgende Punkte jeweils eine Minute lang mit Daumen oder Zeigefinger. Oft genügt es schon, wenn Sie nur einen oder zwei dieser Punkte drücken.

Inneres Gleichgewicht ist kein endgültiger Zustand, sondern ein beständiger Anpassungsprozess.

KG 17

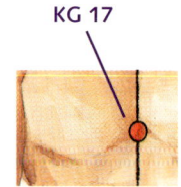

LG 20

Ex 1

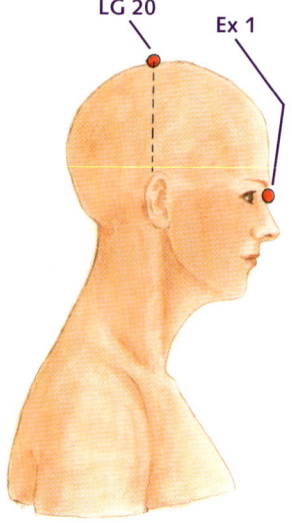

Sich selbst in Balance bringen
■ ■

Wenn Sie sich aus der Balance fühlen und gerade kein Partner zur Stelle ist, drücken Sie folgende Punkte jeweils etwa eine Minute an sich selbst:
KG 17: Meer der Ruhe, in der Mitte des Brustbeins
Ex 1: Drittes Auge, zwischen den Augenbrauen
He 7: Tor des Geistes, an der Handgelenkfalte in der Verlängerung des kleinen Fingers.

2 **He 7 – Shenmen** (Tor des Geistes). He 7 finden Sie auf der Beugefalte an der Seite des Handgelenks in der Verlängerung des kleinen Fingers.

3 **Ohrpunkt 55 – Ohr-Shenmen** (Tor des Geistes). Ihn finden Sie in der »Fossa triangularis«, der dreieckigen Vertiefung in der oberen Ohrmuschel.

4 **LG 20 – Baihui** (Hundert Zusammenkünfte). LG 20 befindet sich auf der Schädeldecke, in der Mitte der Linie, die die oberen Ränder der beiden Ohren horizontal verbindet.

5 **Ex 1 – Yintang** (Punkt des Dritten Auges). Ex 1 liegt direkt über der Nasenwurzel zwischen den Augenbrauen.

He 7

Partnerübung 5:
Yin und Yang visualisieren

Was ist in Ihnen männlich oder weiblich? In dieser Übung wird Ihnen das vielleicht bewusster.

Kennen Sie das Männliche und Weibliche in sich selbst? Bei der folgenden Visualisationsübung stellen Sie sich Ihre maskulinen und femininen Seiten bildhaft vor. Sie können die Übung auch gemeinsam mit dem Partner machen, dann lernen Sie ihn und sich selbst besser kennen. Sprechen Sie mit ihm nach der Übung über

Ihre inneren Bilder und geschauten Erlebnisse, wenn Sie ihm diese anvertrauen möchten. Wiederholen Sie die Übung auch ruhig, wenn Sie wollen. Vielleicht gelingt es Ihnen erst beim dritten oder vierten Mal, Bilder zu finden, mit denen Sie sich identifizieren können.

1 Legen Sie sich auf den Rücken, schließen Sie Ihre Augen und entspannen Sie bewusst den ganzen Körper.

2 Stellen Sie sich Ihre Gefühle als großen, ruhigen See vor. Achten Sie auf Ihre Gedanken, die aufsteigen, bleiben Sie an keinem hängen, sondern lassen Sie sie vorüberziehen.

3 Vergegenwärtigen Sie sich nun bildhaft, was Sie als den männlichen Aspekt Ihrer selbst empfinden. Wie sieht dieser aus? Vielleicht taucht ein Lebewesen, ein Tier, eine Pflanze oder etwas anderes, ein Stein, eine Burg usw. auf. Welche Größe, Form, Farbe, welchen Geruch hat es – welche Gefühle empfinden Sie dabei?

4 Lassen Sie sich Zeit, wenn mehrere Bilder gleichzeitig vor Ihrem geistigen Auge erscheinen. Zu welchem Bild fühlen Sie sich am stärksten hingezogen? Dieses verkörpert am meisten das Yang in Ihnen.

5 Treten Sie jetzt in dieses Bild ein und identifizieren Sie sich damit. Wie fühlen Sie sich dabei? Dann ziehen Sie sich wieder aus dem Bild zurück und schauen es sich von außen nochmals gut an.

6 In gleicher Weise lassen Sie nun ein Bild aufsteigen, das Ihre weibliche Yin-Seite verkörpert. Ergründen Sie dieses Symbol mit allen Ihren Sinnen, werden Sie eins mit dem Bild – und distanzieren Sie sich dann wieder davon.

7 Im letzten Schritt lassen Sie die beiden Bilder von Yin und Yang miteinander in Beziehung treten. Lassen Sie sie etwas gemeinsam tun, sich begegnen. Wie sieht diese Beziehung aus? Rivalisierend oder harmonisch? Und dann lassen Sie beide Bilder miteinander verschmelzen. Vielleicht taucht ein drittes neues Bild auf, zu dem die beiden sich vereinigt haben.

Einer australischen Studie zufolge beurteilten die Ehepaare ihre Ehe besser, in der beide Partner ihre weibliche Seite leben konnten.

Lassen Sie Bilder in sich aufsteigen, die Ihre männlichen und weiblichen Seiten symbolisieren.

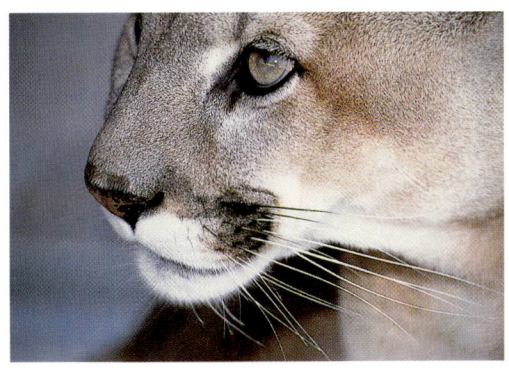

Yin und Yang in der Liebesbeziehung

»*Nur in der Liebe sind Einheit und Zweiheit nicht im Widerstreit.*«
R. Tagore

Analog zu diesem universellen Naturgesetz von Yin und Yang bewegt sich auch das Zusammenspiel zweier Partner in einer Beziehung immer zwischen Polen, wie Nähe und Distanz, Vertrautsein und Fremdbleiben, Festhalten und Loslassen. Das Geheimnis einer Liebesbeziehung ist das mühsame Ermitteln des richtigen Abstandes, ein permanentes Oszillieren zwischen erwünschter Nähe und notwendiger Distanz, zwischen Selbstaufgabe und Selbstbehauptung. Jeder (Ehe-)Partner wird früher oder später auf dieses Beziehungsdilemma stoßen. Die Gratwanderung zwischen Autonomie und Anpassung, den Balanceakt zwischen Befreiung und Bindung wird er – oft leidvoll – gehen lernen müssen.

Eine Akupressur-Massage kann auch in einem vertrauensvollen Gespräch enden.

Reden und zuhören ist wie Yang und Yin

Ohne miteinander zu reden und auch fair miteinander zu streiten, wird keine Paarbeziehung funktionieren. Ein chinesischer Therapeut würde seinen Gesprächstipp an Paare wahrscheinlich so formulieren:

»Wenn Reden (Yang) und Zuhören (Yin) in einer Partnerschaft miteinander in regem Austausch stehen, fließt Energie zwischen zwei Menschen. Dadurch kann man drohenden Disharmonien, wie Streit und Vorwürfen, vorbeugen. Widersprüche oder Gegensätze vereinigen sich zu harmonischen Ergänzungen – wie Mann und Frau, die sich in liebevoller Vereinigung finden.«

40

Nonverbale Aussprachen

Ritualisierte Aussprachen sind ebenso wichtig wie eine liebevolle Umgangsform des Streitens. Pflegen Sie eine Gesprächs- und Streitkultur mit Ihrem Partner um der liebenden Beziehung willen. Wenn alles Reden nichts mehr hilft und Konflikte sprachlich nicht bewältigt werden können, dann bleibt noch der nonverbale Weg. Im Festhalten und Gehaltenwerden können auch ohne große Worte Gefühlsblockaden gelöst und tief verborgene Emotionen freigesetzt werden. Üben Sie das Festhalten zuerst einmal, ohne sich vorher ernsthaft gestritten zu haben. Dann sind Sie für den Krisenfall vorbereitet.

Respektieren Sie auch, wenn Ihr Partner zunächst Berührungsängste hat und nicht von Ihnen gehalten werden oder selbst halten möchte. Andernfalls halten Sie ihn mit liebevoller Kraft fest, von Angesicht zu Angesicht, von Herz zu Herz, von Bauch zu Bauch. Lassen Sie all sein Leid, seine Wut, Enttäuschung und Aggression in Form von Schreien oder Tränen aus ihm herausfließen. Halten Sie ihn so lange, bis Sie beide wieder miteinander im Lot sind und Ihre Liebe erneuert ist.

Beleidigtes Schweigen ist Gift für eine Beziehung. Es gibt auch nonverbale Wege, um Kontakt herzustellen.

Yin und Yang in der Sexualität

Die Taoisten glauben, dass die körperliche Liebe den Menschen mit der unendlichen Urkraft der Natur verbindet. Erst das Zusammenspiel zwischen Erde (Yin) und Himmel (Yang) bildet das Ganze. Ebenso schafft das »Wolken- und Regen-Spiel«, wie der Liebesakt poetisch umschrieben wird, eine Einheit zwischen zwei Intimpartnern. Beim Tao der Liebe geht es um die Ausgewogenheit von Yin und Yang. Damit männliche und weibliche Energie miteinander in Einklang kommen, muß ein Mann seine Frau vollkommen befriedigen. »›Befriedigung‹ im taoistischen Sinne beinhaltet nicht nur einen unmittelbaren Lustgewinn, sondern bezieht in einem tieferen, eher metaphysischen Sinne mit ein, dass beide Liebenden zur Ruhe kommen«, erklärt Jolan Chang.

Der stetige Wandel

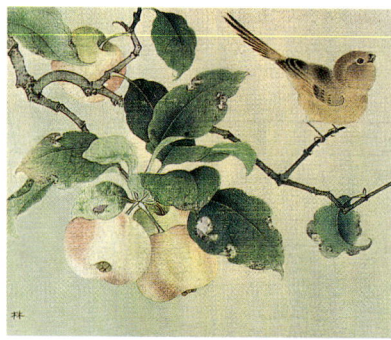

Alles ist in einem ständigen Wandel begriffen, so meinen die Chinesen. Die Fünf-Elemente-Lehre geht von energetischen Wandlungsphasen aus, die sich wie die Jahreszeiten in der Natur oder wie die Lebensphasen von Mensch, Tier und Pflanze gegenseitig ablösen, ineinander übergehen und zyklisch wiederholen. In diesem Teil lernen Sie die Fünf Elemente kennen und erfahren, warum besonders Herz und Nieren lebenswichtige, hochenergetische Zentren sind.

Pflanzen und Lebewesen versinnbildlichen mit ihrem Werden und Vergehen den Kreislauf allen Daseins.

»Der Mensch ist das Ebenbild von Himmel und Erde und vereinigt in sich die Natur der fünf Elemente.«
Yang Dschu

Die Fünf-Elemente-Lehre

»In der chinesischen Version der Schöpfungsgeschichte manifestierte der Schöpfer als erstes die Erde. Himmel und Erde vereinten sich, Yin und Yang entfalteten sich und die Einheit ließ die fünf Jahreszeiten sowie die Fünf Elemente entstehen«, schreibt Jeanne E. Blum. Mit den fünf Jahreszeiten sind Frühling, Sommer, Spätsommer (Altweibersommer), Herbst und Winter gemeint, mit den Fünf Elementen Holz, Feuer, Erde, Metall und Wasser. Jede Jahreszeit ist einem Element zugeordnet:

Für die alten Griechen bestand unsere Erde aus vier Elementen: Feuer, Erde, Wasser, Luft.

- Frühling – Holz
- Sommer – Feuer
- Spätsommer – Erde
- Herbst – Metall
- Winter – Wasser

Vom mittleren Element, also von unserer Erde aus betrachtet, stellen die übrigen vier Elemente die Himmelsrichtungen Osten, Süden, Westen und Norden dar.

Feuer: Süden, Sommer, Mittag, Wärme/Hitze, rot, bitter, verbrannt, Wachstum

Holz: Osten, Frühling, Morgen, Wind/Zugluft, grün/blau, sauer, ranzig, Geburt

Erde: Mitte, Spätsommer, Nachmittag, Feuchtigkeit, gelb, süß/duftend, Wandlung

Metall: Westen, Herbst, Abend, Trockenheit, weiß, scharf/pikant, schimmelig, Abnahme

Wasser: Norden, Winter, Nacht, Kälte, schwarz, salzig, faulig, Stockung/Tod

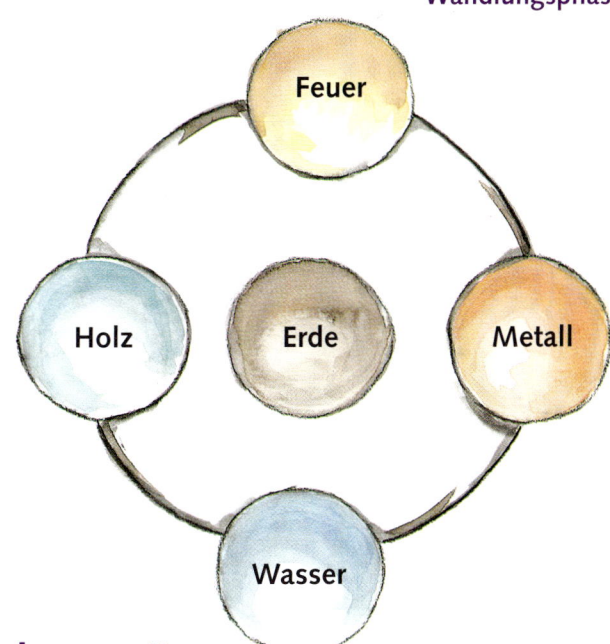

Der Rhythmus der Jahreszeiten

Die Fünf-Elemente-Lehre in der Natur

Mit jeder Jahreszeit verbinden die Chinesen ein Klima, eine Entwicklungsphase, eine Farbe und einen Geschmack:

■ Frühling (Osten, Holz) ist die Zeit des Windes. Die Natur erwacht zu neuem Leben, alles wird neu geboren und ergrünt wieder. Deshalb ist grün die Farbe des Frühjahrs.

■ Im Sommer (Süden, Feuer) herrscht Hitze, die die Früchte wachsen und heranreifen lässt. Die Farbe Rot steht für den Sommer.

■ Im Spätsommer (Mitte, Erde), wenn alles reif zum Ernten ist, regnet es und färbt die Erde gelb.

■ Der Herbst (Westen, Metall) steht unter dem Einfluss der Trockenheit. Die Blätter fallen von den Bäumen, das Leben erlischt in der Natur und hinterlässt weiße Kahlheit. Weiß ist in China die Farbe des Todes.

■ Im kalten Winter (Norden, Wasser) hält die Natur eine Ruhepause – symbolisch durch die Farbe Schwarz ausgedrückt. Sie speichert ihre Energien unter der Erde und sammelt neue Kräfte für das nächste Frühjahr.

Die Chinesen kennen fünf Energien: Wind, Hitze, Feuchtigkeit, Trockenheit, Kälte.

Bei dem Fünf-Elemente-Modell handelt es sich um die symbolhafte Beschreibung des natürlichen Kreislaufes der Jahreszeiten. Frühling und Sommer sind Yang; in der Natur nimmt die extrovertierte Yang-Energie zu. Herbst und Winter sind Yin; in der Natur zieht die introvertierte Yin-Energie alles Leben zurück.

Alles wandelt sich

Was für die Natur gilt, gilt auch für die Liebe: Sie wandelt sich und durchläuft verschiedene Phasen.

Die Chinesen verstehen unter den Fünf Elementen nichts Unveränderliches, sondern dynamische Übergänge von einem zum anderen Zustand. Nichts ist so beständig wie der ständige Wandel, sowohl im Makrokosmos Naturreich als auch im Mikrokosmos Mensch. Alles ist im ewigen Kreislauf von Werden und Vergehen eingeschlossen. Die Fünf Elemente sind als energetische Wandlungsphasen aufzufassen, die sich wie die Jahreszeiten in der Natur oder wie die Lebensphasen von Mensch, Tier und Pflanze gegenseitig ablösen, ineinander übergehen und zyklisch wiederholen.

Energetische Zyklen

Verläuft der Zyklus naturgemäß aufbauend, so fließt die Energie von einem Element an das nächste weiter. Indem etwas Altes sich energetisch wandelt und seinen Zustand verändert, entsteht daraus etwas Neues:

- Holz nährt Feuer.
- Feuer nährt Erde.
- Erde nährt Metall.
- Metall nährt Wasser.
- Wasser nährt Holz.

Der natürliche Kreislauf des Energiegebens ist damit geschlossen und kann erneut von vorne beginnen. Die Energie kann aber auch so fließen, dass ein Element ein anderes in seiner Energie verletzt:

- Wasser löscht Feuer.
- Feuer lässt Metall schmelzen.
- Metall (beispielsweise in Form eines Messers) verletzt Holz.
- Holz (zum Beispiel an einem Spaten) verletzt Erde.
- Erde (in Form eines Staudammes oder Deiches) verletzt Wasser.

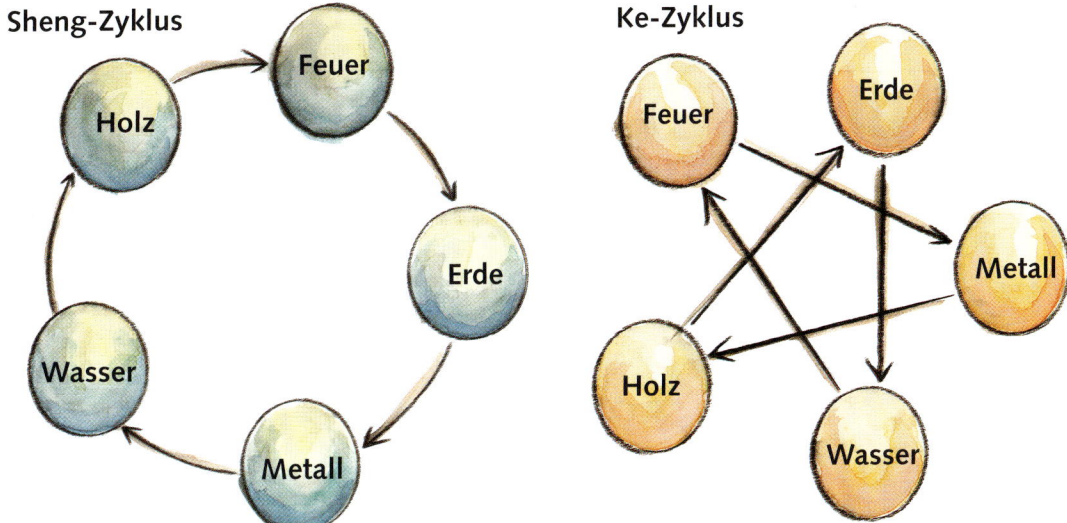

Sheng-Zyklus · Ke-Zyklus

Durch das wechselseitige sich Nähren (chin. Sheng-Zyklus) und sich Verletzen (chin. Ke-Zyklus) entstehen Kreisläufe, die sich regulieren und im Idealfall im Gleichgewicht halten.

Links: Die fünf Elemente bringen sich gegenseitig hervor.

Rechts: Die fünf Elemente kontrollieren sich gegenseitig.

Organe als Funktionskreise

Die chinesische Medizin betrachtet den menschlichen Organismus als Einheit von Körper, Geist und Seele. Die Organe bilden ein harmonisches Ganzes und leben durch energetischen Austausch mit ihrer Umwelt. Sie werden in Yin und Yang eingeteilt. Die wichtigsten sind die:

▪ Yin- oder Speicherorgane: Herz und Herzhülle/Perikard (der das Herz schützt), Leber, Lunge, Milz, Nieren
▪ Yang- oder Hohlorgane: Dünndarm, Gallenblase, Dickdarm, Magen, Blase, Dreifacher Erwärmer.

Yin- und Yang-Organe haben unterschiedliche, sich ergänzende Aufgaben: Nahrung und Flüssigkeit werden von den Yang-Organen aufgenommen, verdaut und in verfeinerter Form an die Yin-Organe weitergegeben. Diese speichern die verfeinerten Substanzen in Qi, Blut und sonstigen Körperflüssigkeiten.

Die chinesische Medizin betrachtet die Organe als zusammenarbeitende Funktionskreise.

Die chinesische Medizin bezeichnet alle Speicherorgane als Yin und alle Hohlorgane als Yang.

Yin- + Yang-Organ	Element
Leber + Gallenblase	Holz
Herz + Dünndarm	Feuer
Milz/Bauchspeicheldrüse + Magen	Erde
Lungen + Dickdarm	Metall
Nieren + Blase	Wasser

Jeweils ein Yin- und ein Yang-Organ arbeiten als Paar zusammen, wobei jedes Paar wieder einem der fünf Elemente zugeordnet ist. Nach dem Modell der fünf Wandlungsphasen erzeugen und »ernähren« sich die inneren Organe untereinander. Jedes Organ hat seine eigene Energie, sein eigenes Qi – die Lungen ihr Lungen-Qi, das Herz sein Herz-Qi, die Nieren ihr Nieren-Qi usw. Die Lungenenergie drückt sich im Atem aus, die Nierenenergie im Willen und in der Sexualität oder der Fähigkeit zur Wasserausscheidung, die Milz-Pankreas-Energie in der Verdauung der Nahrung, die Herzenergie in Freude und Liebe.

Jedem Element werden ein Yin- und ein Yang-Organ zugeordnet, außerdem ein Sinnesorgan, ein Gewebe, ein Gefühl und ein Körpersaft.

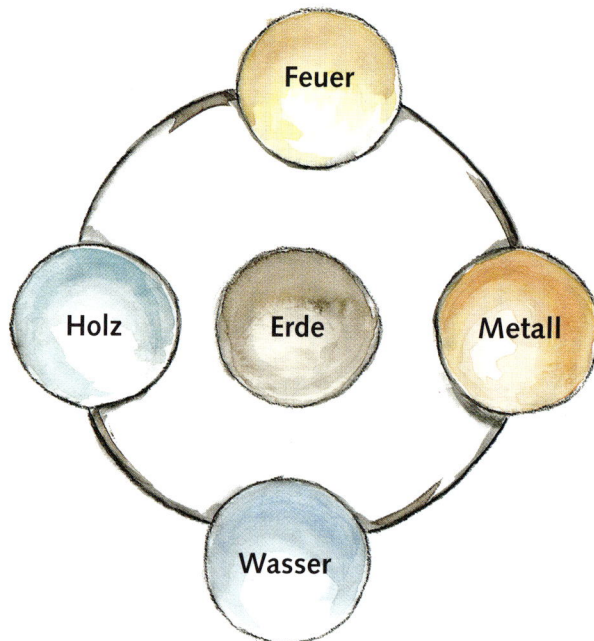

Feuer: Herz (Yin), Dünndarm (Yang), Zunge → sprechen, Blutgefäße, Freude/Hektik/Lust, lachen, Schweiß

Holz: Leber (Yin), Gallenblase (Yang), Auge → sehen, Muskeln/Sehnen, Zorn/Wut, schreien, Tränen

Erde: Milz/Bauchspeicheldrüse (Yin), Magen (Yang), Mund → essen, »Fleisch«, Sorge/Grübeln, singen, Lymphe

Metall: Lunge (Yin), Dickdarm (Yang), Nase → atmen, Haut und Haare, Trauer/Kummer, klagen/weinen, Schleim

Wasser: Nieren (Yin), Blase (Yang), Ohren → hören, Knochen/Mark, Angst/Furcht, seufzen, Speichel

Jedes Organ korrespondiert mit einem bestimmten Körpergewebe. Welches Yin-Organ welches Gewebe erzeugt und in welcher Reihenfolge dies geschieht, erklärt das folgende Zitat aus dem »So Quenn«, 5. Kapitel:

»Die Leber erzeugt die Muskeln, die Muskeln erzeugen das Herz … Das Herz erzeugt das Blut, das Blut erzeugt die Milz … Die Milz erzeugt das Fleisch, das Fleisch erzeugt die Lungen … Die Lungen erzeugen die Haut und die Haare, die Haut und die Haare erzeugen die Nieren … Die Nieren erzeugen die Knochen und das Mark, die Knochen und das Mark erzeugen die Leber.«

Jedes Organ im menschlichen Organismus steht außerdem in Beziehung zu einem bestimmten Sinnesorgan, Körpersaft und Gefühl (→ Seite 46ff.). Die Trennung zwischen der »Fünf-Elemente-Lehre in der Natur« (→ Seite 43) und der »Fünf-Elemente-Lehre im menschlichen Organismus« (→ Seite 46) findet nur der Übersicht wegen statt. In natura gibt es diese künstliche Trennung nicht. Da der Mensch selbst Teil der Natur ist, gelten für ihn die gleichen Entsprechungen wie für die Natur.

(Auf) Herz und Nieren prüfen

Prüfen wir dieses vielschichtige Organmodell nun einmal – im sprichwörtlichen Sinne – »auf Herz und Nieren« und betrachten diese beiden Organe und ihre analogen Entsprechungen. Herz und Nieren sind nach chinesischer Auffassung für die körperlich-seelische Verfassung eines Menschen besonders wichtig, da sie die beiden fundamentalen Pole Yang (Feuer) und Yin (Wasser) in seinem Körper repräsentieren: oben und unten, Himmel und Erde, Kopf und Füße, Verstand (Shen) und Sexualität/Willen (Qi).

»Das Herz ist der Souverän der fünf Speicher- und Hohlorgane. Er ist der Sitz des Shen (Geist/Seele).«
Aus dem Ling Shu

Herz	Feuer (Yang)	oben	Himmel	Kopf	Verstand (Shen)
Nieren	Wasser (Yin)	unten	Erde	Füße	Sexualität/Willen (Qi)

Das Herz, der »Kaiser« unter den Organen

Das Herz, das mit der Herzhülle (Perikard) eng verbunden ist, reguliert das Fließen von Blut, zeigt sich im Teint und öffnet sich in der Zunge. Wenn jemand »sein Herz auf der Zunge trägt«, lässt er sein Herz sprechen und macht seinen inneren Gefühlsregungen Luft. Redet jemand ununterbrochen ohne Punkt und Komma, stimmt wahrscheinlich mit seinem Herzen etwas nicht. Wertvolles Herz-Qi wird plappernderweise vergeudet und erschöpft sich sehr schnell.

Das Herz hat unter den chinesischen Organen die herausragende Funktion eines »Kaisers« und beherbergt das Shen, die mentale, geistig-seelische Energie, die gleichbedeutend dem englischen »mind« ist. Bei einem körperlich vitalen und beherzten Menschen ist auch der Geist (Shen) aktiv, das Gedächtnis arbeitet gut.

Lachen stärkt das Herz

Wenn Ihnen nicht nach Lachen zumute ist, denken Sie an Wilhelm Busch: »Humor ist, wenn man trotzdem lacht.«

Nach der chinesischen Organtheorie sind Freude, Lust und Lachen, aber auch übertriebene Aktivität in Form von Hektik, Gefühlsäußerungen des Herzens. Gelassenheit, Ruhe, innere Einkehr, Humor und Lachen bewahren das Shen und entspannen ein ängstlich verengtes Herz.

Lachen ist gesund, stärkt das Herz und festigt die Partnerschaft. »Wer lacht, hat mehr vom Leben.« Diese Volksweisheit wird zunehmend durch wissenschaftliche Befunde aus der Forschung bestätigt. Lachen macht Menschen weniger stressanfällig, stärkt die Abwehrkräfte des Körpers, senkt die Schmerzempfindlichkeit und erhöht die sexuelle Attraktivität. In einer Partnerschaft gemeinsam von Herzen lachen können, ist viel wert und schweißt eine Beziehung wie Kitt zusammen.

»Weitherzig« bleiben

Wer, aus welchen Gründen auch immer, Mauern um sein Herz baut, schnürt sich vom Leben und von der Liebe ab und kann Herzbeschwerden bekommen. Das Herz »beschwert« sich im wahrsten Sinne des Wortes über die abgeschnittenen Gefühle mit

Herzrhythmusstörungen, Herzrasen, unruhigem Schlaf, Schlaflosigkeit und anderen vegetativen Symptomen wie innere Unruhe, Rastlosigkeit und Nervosität.

In der chinesischen Medizin sind Schlafstörungen meistens Symptome für einen energetischen Füllezustand des Herzens. Vergessen Sie Ihre Schlafmittel, und versuchen Sie es mal mit Akupressur.

Partnerübung 6: Beruhigende Akupressur

Die folgenden Punkte haben eine psychisch stark beruhigende Wirkung. Drücken Sie sie regelmäßig vor dem Zubettgehen an sich oder Ihrem Partner. Sie brauchen nicht alle anzuwenden. Meistens genügen schon ein oder zwei Punkte:

■ **He 7 – Shenmen** (Tor des Geistes). He 7 liegt auf der Beugefalte an der Seite des Handgelenks in der Verlängerung des kleinen Fingers (→ Seite 38).

■ **Pe 6 – Neiguan** (Innerer Pass). Pe 6 finden Sie an der Innenseite des Unterarms, zweieinhalb Fingerbreit (zwei Cun) über der Handgelenksbeugefalte zwischen Speiche und Elle.

■ **Ni 6 – Zhaohai** (In Richtung zum Meer, Fröhlicher Schlaf). Ni 6 befindet sich direkt unterhalb des inneren Fußknöchels in einer kleinen Vertiefung.

■ **Bl 62 – Shenmai** (Aufsteigendes Gefäß, Ruhiger Schlaf). Bl 62 ist unmittelbar unterhalb des äußeren Fußknöchels in der ersten Vertiefung.

■ **Ex 1 – Yintang** (Siegelhalle, Punkt des Dritten Auges). Ex 1 liegt zwischen den Augenbrauen auf der Mittellinie an der Nasenwurzel.

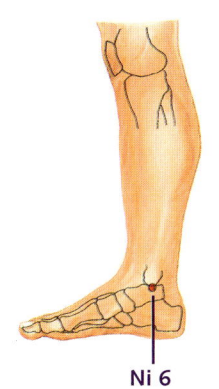

Ni 6

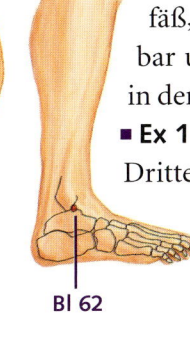

Bl 62

Meist reicht es schon, wenn Sie ein oder zwei Punkte drücken.

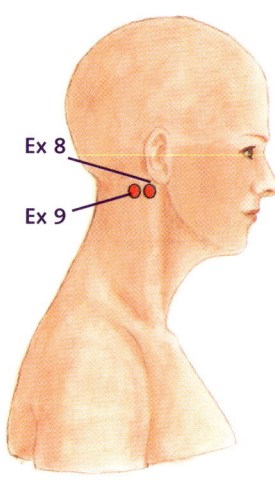

Ex 8

Ex 9

■ **Ex 8 und Ex 9 – Anmian I, II** (Ruhiger Schlaf). Ex 8 und Ex 9 sind beide hinter dem Ohrläppchen am unteren Ansatz des Schädelknochens.

Massieren Sie die Fernpunkte am Arm He 7 und Pe 6 und die am Fuß Ni 6 und Bl 62 ein bis zwei Minuten kräftig mit dem Zeigefinger. Die Nahpunkte am Kopf Ex 1, Ex 8 und Ex 9 bitte nur halb so lang, etwa 30 bis 60 Sekunden, massieren.

Die Nieren: wichtig für die Essenz des Lebens

Die Nieren gelten als »Schöpfungsorgane« und als Speicher der Essenz des Lebens, das »Jing«. Dieses wird auch Ursprungs- oder Erb-Qi genannt, weil die Eltern es an ihr Kind weitergeben. Es wird von der Energie des Himmels, dem Atmungs-Qi, und der Energie der Erde, dem Nahrungs-Qi, genährt. Das Jing in den Nieren vermehrt sich nicht, sondern nimmt im Laufe des Lebens immer mehr ab. Von der Aktivität der Nierenenergie hängen die körperliche und geistig-seelische Aktivität eines Menschen sowie seine Willenskraft ab.

»Die Nieren sind Energielieferanten, die das energetische Potential des gesamten Organismus stärken.«
So Quenn

Qi (Yang)	Lebensenergie	in allem Lebendigem
Shen (Yang)	geistig-psychische Energie	im Herzen
Jing (Yin)	Lebensessenz, Ursprungs- oder Erb-Qi von den Eltern	in den Nieren

Wasser-Niere (Yin) und Feuer-Niere (Yang)

Die traditionelle chinesische Medizin unterscheidet eine Wasser- und eine Feuer-Niere, auch »Ming Men« oder »Ministerielles Feuer« genannt. Die Yin- oder Wasser-Niere hat dieselbe Funktion wie in der westlichen Physiologie: Sie filtert den Blutstrom und reinigt ihn von Abbaustoffen, wobei der Harn entsteht.

Die Yang- oder Feuer-Niere »heizt« die Tätigkeit der Nieren an und ist für Geschlechtsreife, Fruchtbarkeit, Fortpflanzung, Potenz und Sexualität wichtig, sowohl für die Frau als auch für den Mann (→ Seite 53). Eine starke Willenskraft und ein gesundes sexuelles Verlangen zeugen von einer gesunden, starken Nierenenergie.

Schwache Feuer-Niere, wenig Liebesverlangen

Die Nierenenergie kann schon in jungen Jahren geschwächt sein, zum Beispiel dann, wenn die Eltern zum Zeitpunkt der Empfängnis zu alt sind und ihrem Kind nur wenig Ursprungs-Qi, also Nieren-Essenz, vererben.

Ängstlichkeit, Schocks, sexuelle Überaktivität, chronische Erkrankungen und permanente körperliche und geistige Überarbeitung schwächen die Nierenenergie. Zeichen für ein schwaches Nieren-Qi sind physische und psychische Erschöpfung, Unlust bzw. Lustlosigkeit, Müdigkeit, Depressionen, Angst, Schwindel, Ohrensausen, Schwerhörigkeit und vieles mehr.

Wenn Sie Ihren Partner kaum mehr berühren, streicheln, zärtlich miteinander sind und auch sonst keine große Liebeslust aufeinander verspüren, kann das viele Gründe haben: zu wenig gemeinsame Zeit, Stress, allgemeiner Bewegungsmangel, schlechte Ernährung, zu wenig Gespräche miteinander, besonders über Ihr Gefühlsleben.

Phasen der Lustlosigkeit kommen in jeder Beziehung vor und sind kein Grund, die Beziehung in Frage zu stellen.

Aus der Sicht der chinesischen Medizin ist »Lust« energetisch ausgewogene Fülle: ein ausbalanciertes Grundgefühl zwischen Yin und Yang, zwischen Beruhigung und Erregung. Bei Lustlosigkeit, auch sexueller, liegen eine Leere der Energie des Herzens und/oder der Nieren vor. Das Nieren-Yang, also die Feuer-Niere (Ming Men oder »Tor des Lebens«), ist geschwächt. Es fehlt einem die Freude an der – wie es so schön heißt – »schönsten Sache der Welt«. In der Beziehung herrscht im wahrsten Sinne des Wortes »tote Hose«, für viele Paare auf Dauer ein belastender Zustand. Wenn Sie nicht gleich zu einem Aphrodisiakum greifen wollen, probieren Sie es mal auf die sanfte Tour mit Akupressur und Meridian-Massage, beide garantiert ohne schädliche Nebenwirkungen. Lau Dan sagte schon: »Das Zarte auf Erden überwindet das Harte. Ein Schleier weht – und wehrlos fallen Turm und Warte.«

51

Partnerübung 7: Nierenenergie und Libido stärken

Durch Akupressur können Sie die Nierenenergie und Libido Ihres Partners stärken. Folgende Punkte kräftigen ein schwaches Nieren-Yang und bringen das Feuer am »Tor des Lebens« (Ming Men) wieder zum Lodern.

Massieren Sie jeden Punkt jeweils ein bis zwei Minuten lang, die Punkte am Fuß und auf dem Rücken ruhig etwas kräftiger als die am Bauch. Sie müssen nicht alle verwenden, oft reichen schon ein bis zwei Punkte aus.

■ **Ni 3 – Taixi** (Großer Wildbach). Ni 3 liegt an der Innenseite des Fußknöchels, auf halber Entfernung zwischen Achillessehne und Ende des Fußknöchels. Achtung: Nach dem dritten Schwangerschaftsmonat nicht mehr stimulieren!

■ **Ni 7 – Fuliu** (Wiederkehr des Flusses). Fuliu ist der zentrale Tonisierungspunkt, das heißt Kräftigungspunkt der Nieren. Er befindet sich am Vorderrand der Achillessehne, Zweieinhalb Fingerbreit (zwei Cun) oberhalb von Ni 3.

■ **LG 4 – Mingmen** (Lebenspforte, Tor des Lebens und der Vitalität). LG 4 ist auf dem Rücken, auf der Mittellinie zwischen dem zweiten und dritten Lendenwirbel, etwas über Nabelhöhe zu finden.

■ **Bl 23 – Shenshu** (Transportpunkt zur Niere, Meer der Vitalität). Er ist auf dem Rücken, zwei Fingerbreit (eineinhalb Cun) seitlich der Mittellinie, zwischen zweitem und drittem Lendenwirbel, auf Nabelhöhe.

KG 6   KG 4

Ni 7

Ni 3

Bl 23

LG 4

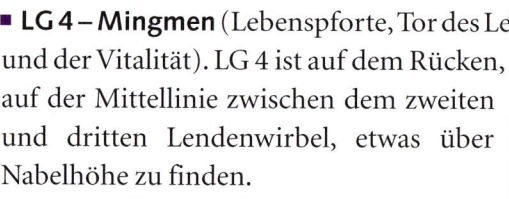

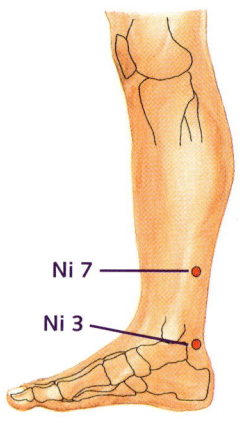

- **KG 4 – Guanyuan** (Tor des Ursprungs-Qi). KG 4 drücken Sie auf der Mittellinie des Bauches, vier Querfinger (drei Cun) unterhalb des Nabels.
- **KG 6 – Qihai, Dantien** (Meer des Qi, Meer der Energie). Er ist auf der Mittellinie des Bauches, zwei Querfinger (1,5 Cun) unterhalb des Nabels.

Was Paarorgane mit Liebe zu tun haben

Die Nieren sind wie die Lungen, Eierstöcke oder Hoden im Körper als Paar angelegt. Für Psychosomatiker wie Thorwald Dethlefsen, Rüdiger Dahlke oder Kurt Tepperwein haben diese paarigen Organe einen direkten Bezug zum Thema »Partnerschaft« und »Kontakt«, was auch der traditionellen chinesischen Sichtweise der Organe nahe kommt. Dethlefsen und Dahlke zufolge »repräsentieren die Lungen den unverbindlichen Kontakt- und Kommunikationsbereich, während Hoden und Eierstöcke als Geschlechtsorgane die Sexualität repräsentieren. Die Nieren hingegen entsprechen der Partnerschaft im Sinne einer engen mitmenschlichen Begegnung.«

Bei Nierenproblemen haben wir wahrscheinlich unbewusste Probleme mit dem Einswerden, also mit dem Akzeptieren, Annehmen, Zulassen und der Hingabe. »Hingabe in der Liebe heißt nicht Hingabe an einen anderen Menschen, sondern an das eigene Selbst, das eigene Herz und den eigenen Wunsch nach Liebe«, schreibt Alexander Lowen. Vielleicht fehlt es uns an der Bereitschaft, mit und an dem Partner zu lernen und zu erkennen, dass er nur die Schattenseiten von einem selbst widerspiegelt. Bewusste Beziehungsarbeit ist immer auch Arbeit am eigenen, noch nicht bewussten Schatten: Der Partner als Lernchance.

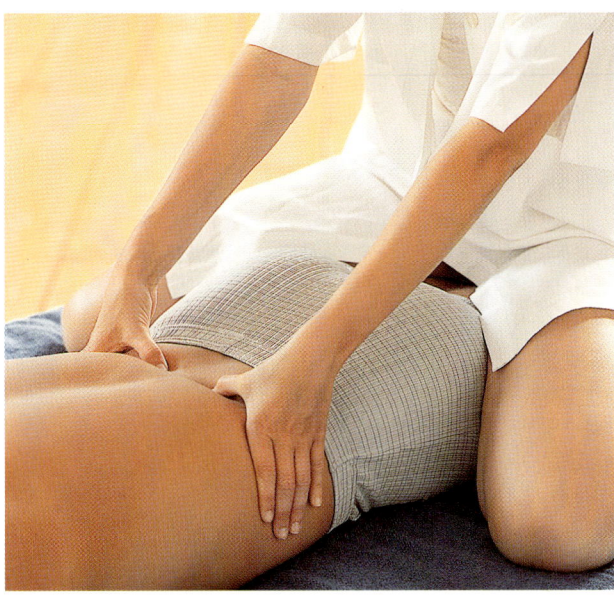

Auch Schieben oder Ziehen mit den Fingern gehört zu den Techniken der Akupressurmassage.

Meridiane: Energieflüsse im Körper

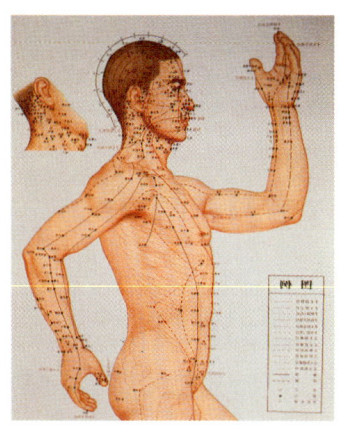

Die Meridiane durchziehen nach einem bestimmten System den Körper und beeinflussen unterschiedliche Körperorgane. In diesem Teil lernen Sie die sechs Meridianpaare kennen sowie Lage und Wirkung der wichtigsten Akupressurpunkte auf ihnen. In den Partnerübungen können Sie und Ihr Partner sich gegenseitig entspannende Akupressur-Massagen geben.

»Die Leitbahnen transportieren Qi und Blut, regulieren Yin und Yang, halten Sehnen und Knochen elastisch und fördern die Gelenke.«

Aus dem Nei-king

Nach chinesischer Auffassung ist unser ganzer Körper von einem riesigen Netz von Energiebahnen durchzogen.

Yin- und Yang-Meridiane

Nach chinesischer Vorstellung stehen alle Organe, Körpergefäße und Gliedmaßen durch Energie- oder Qi-Kanäle miteinander in Verbindung. Sie durchziehen den Körper überwiegend in Längsrichtung wie Straßen, die eine Art energetisches Verkehrsnetz bilden. Die europäischen Ärzte bezeichneten diese Leitbahnen als »Meridiane«, weil sie wie die Meridiane der Erde polar und paarig angeordnet sind: Polar heißt, dass es Yin- und Yang-Meridiane gibt und zwar jeweils sechs an der Zahl. Paarig bedeutet, dass jeweils ein Yin- und ein Yang-Meridian ein Paar bilden und auf jeder Körperseite vorkommen. Die Yin-Meridiane sind Lungen-, Herz-, Milz-, Leber-, Nieren- und Kreislauf-Sexualitäts-Meridian, auch Perikard-Meridian genannt. Sie stehen mit den Speicherorganen in Verbindung. Die Yang-Meridiane sind Dickdarm-, Dünndarm-, Magen-, Gallenblase-, Blase- und Dreifacher-Erwärmer-Meridian. Sie stehen mit den Hohlorganen in Verbindung.

Bei Massagen behandeln Sie immer ein Yin-Yang-Meridianpaar.

Die Meridiane werden wie die Organe von den Fünf Elementen Metall, Feuer, Erde, Holz und Wasser regiert. Jedem Element ist ein Yin- und ein Yang-Meridianpaar zugeordnet, außer dem Feuerelement, dem zwei Paare zugeteilt sind. Ebenso werden – so Diane Stein – «den Meridianen ihren Eigenschaften entsprechend eine Emotion, ein Klang, ein Geschmack, eine Jahreszeit, ein Geruch und eine Farbe sowie bestimmte Störungen im physischen Körper zugeordnet».

Auf jedem Meridian liegen unterschiedlich viele Akupressurpunkte, über 300 an der Zahl. Sie werden im folgenden die wichtigsten 36 Akupressurpunkte sowie einige Extrapunkte, die auf keinem der 12 Hauptmeridiane liegen, kennen lernen. Es wurden absichtlich 36 Punkte ausgewählt: Vier mal neun ergibt 36 und diese Zahl gilt in China als Symbol für ein besonders langes Leben.

Möge Ihnen die Zahl 36 als Omen für ein glückliches Liebesleben dienen.

Sechs Yin-Yang-Meridianpaare mit Anzahl der zugehörigen Punkte

Element	6 Yin-Meridiane	+	6 Yang-Meridiane
Metall	Lungen-Meridian (Lu): 11	+	Dickdarm-Meridian (Di): 20
Feuer	Kreislauf-Sexualitäts-Meridian* (KS): 9	+	Dreifacher-Erwärmer-Meridian (3E)**: 23
Feuer	Herz-Meridian (He): 9	+	Dünndarm-Meridian (Dü): 19
Erde	Milz-Pankreas-Meridian (MP): 21	+	Magen-Meridian (Ma): 45
Holz	Leber-Meridian (Le): 14	+	Gallenblasen-Meridian (Gb): 44
Wasser	Nieren-Meridian (Ni): 27	+	Blasen-Meridian (Bl): 67

* Der Kreislauf-Sexualitäts-Meridian (KS) wird auch Herzbeutel-Meridian, Meister des Herzens oder Perikard genannt.

** Der Dreifach-Erwärmer-Meridian (3E) heißt auch Sanjiao-Meridian.

Verlauf der zwölf Meridiane im Körper

Anhand der folgenden Abbildungen können Sie den Verlauf der zwölf Meridiane erkennen (→ Seite 56/57). Alle Meridiane verlaufen innen oder außen am Körper und an den Gliedmaßen entlang. Eine Ausnahme bildet der Magen-Meridian. Als einziger Yang-Meridian verläuft er vorne am Bauch. Jeder Meridian trifft an der Hand oder am Fuß auf seinen entsprechenden Yin- oder Yang-Partner.

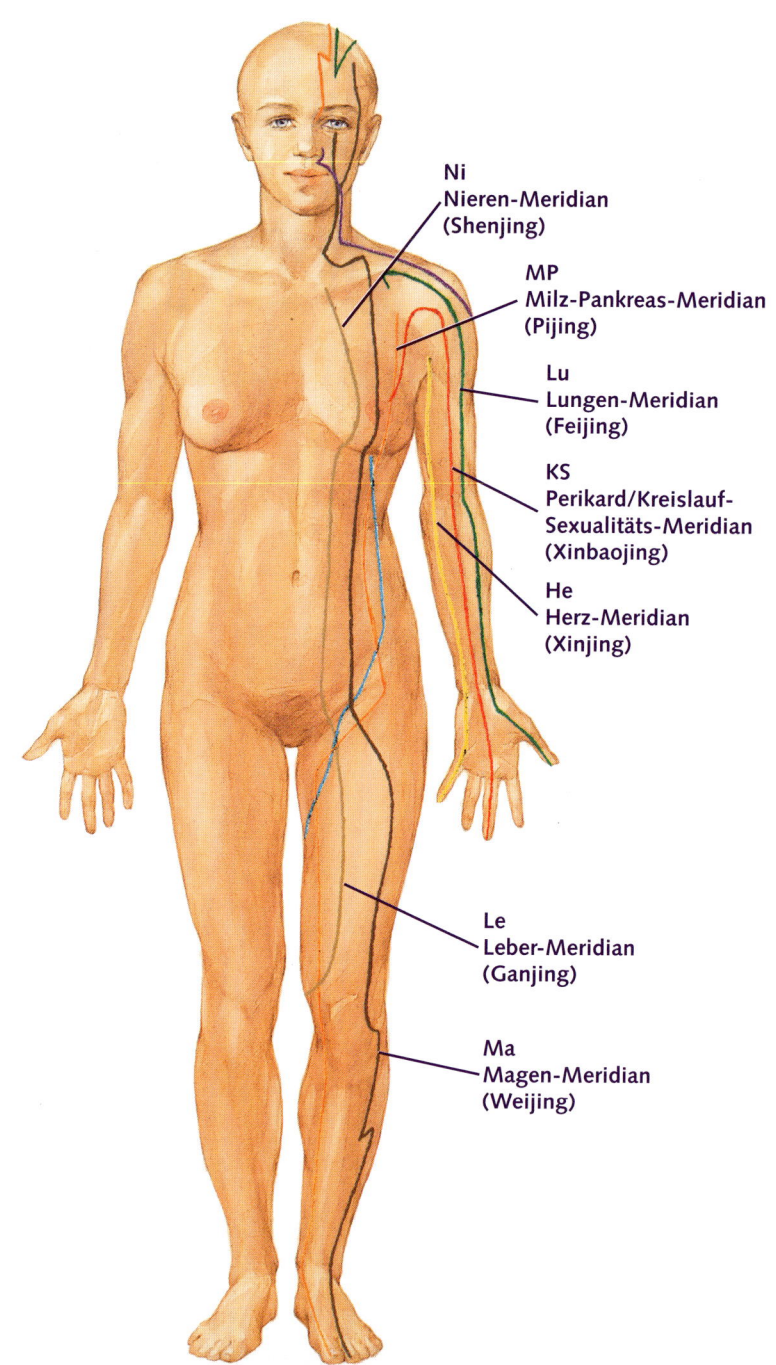

Ni
Nieren-Meridian
(Shenjing)

MP
Milz-Pankreas-Meridian
(Pijing)

Lu
Lungen-Meridian
(Feijing)

KS
Perikard/Kreislauf-
Sexualitäts-Meridian
(Xinbaojing)

He
Herz-Meridian
(Xinjing)

Le
Leber-Meridian
(Ganjing)

Ma
Magen-Meridian
(Weijing)

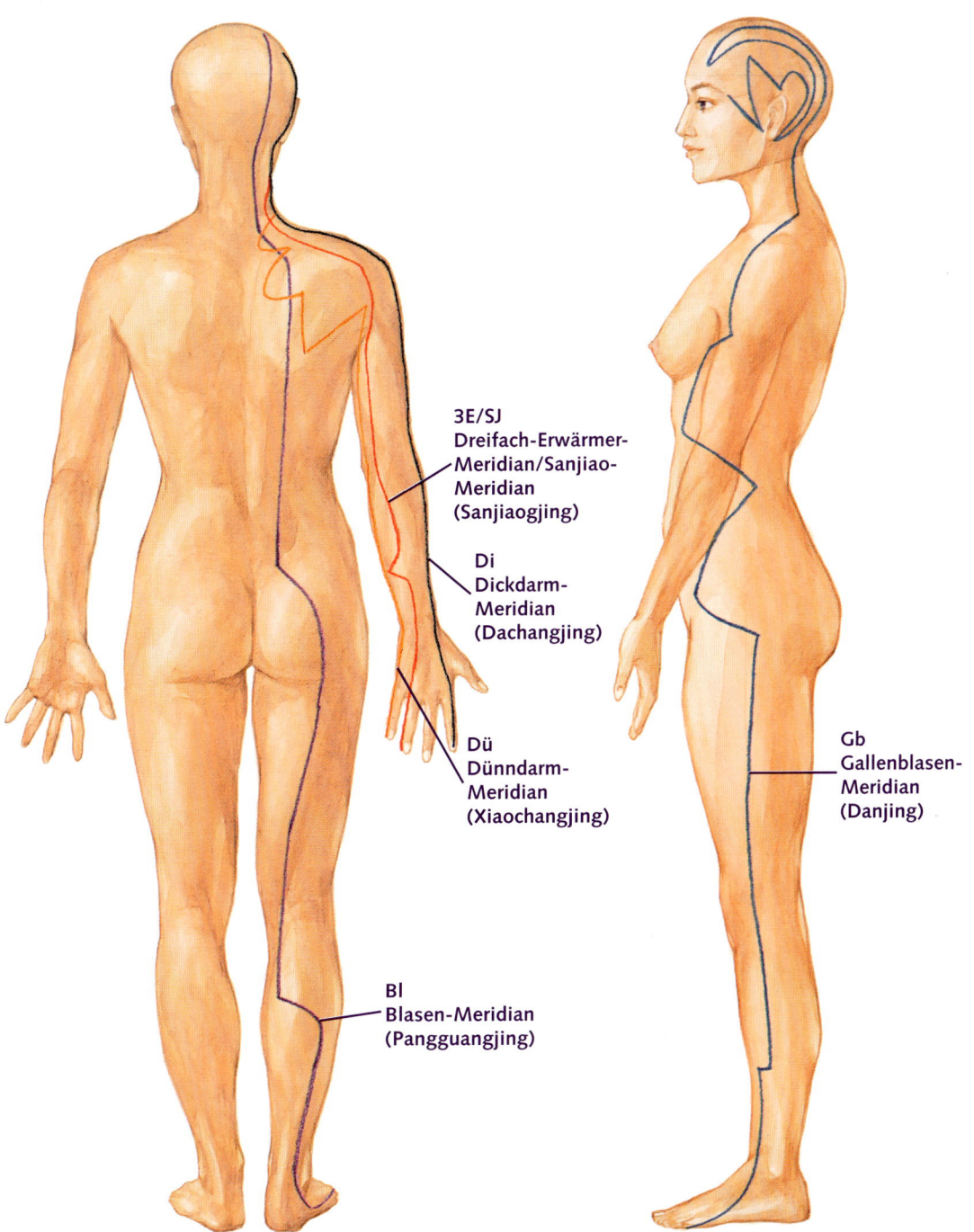

3E/SJ
Dreifach-Erwärmer-
Meridian/Sanjiao-
Meridian
(Sanjiaogjing)

Di
Dickdarm-
Meridian
(Dachangjing)

Dü
Dünndarm-
Meridian
(Xiaochangjing)

Bl
Blasen-Meridian
(Pangguangjing)

Gb
Gallenblasen-
Meridian
(Danjing)

Die beiden mittigen Spezialmeridiane

Außer diesen sechs Meridianpaaren auf jeder Körperhälfte gibt es noch zwei Gefäßlinien, die jeweils nur einmal vorkommen und in der Mitte des Körpers verlaufen: auf der Körpervorderseite das Konzeptionsgefäß oder Ren Mai (Yin) und auf der Körperrückseite das Lenkergefäß oder Du Mai (Yang). Diese beiden Spezial-

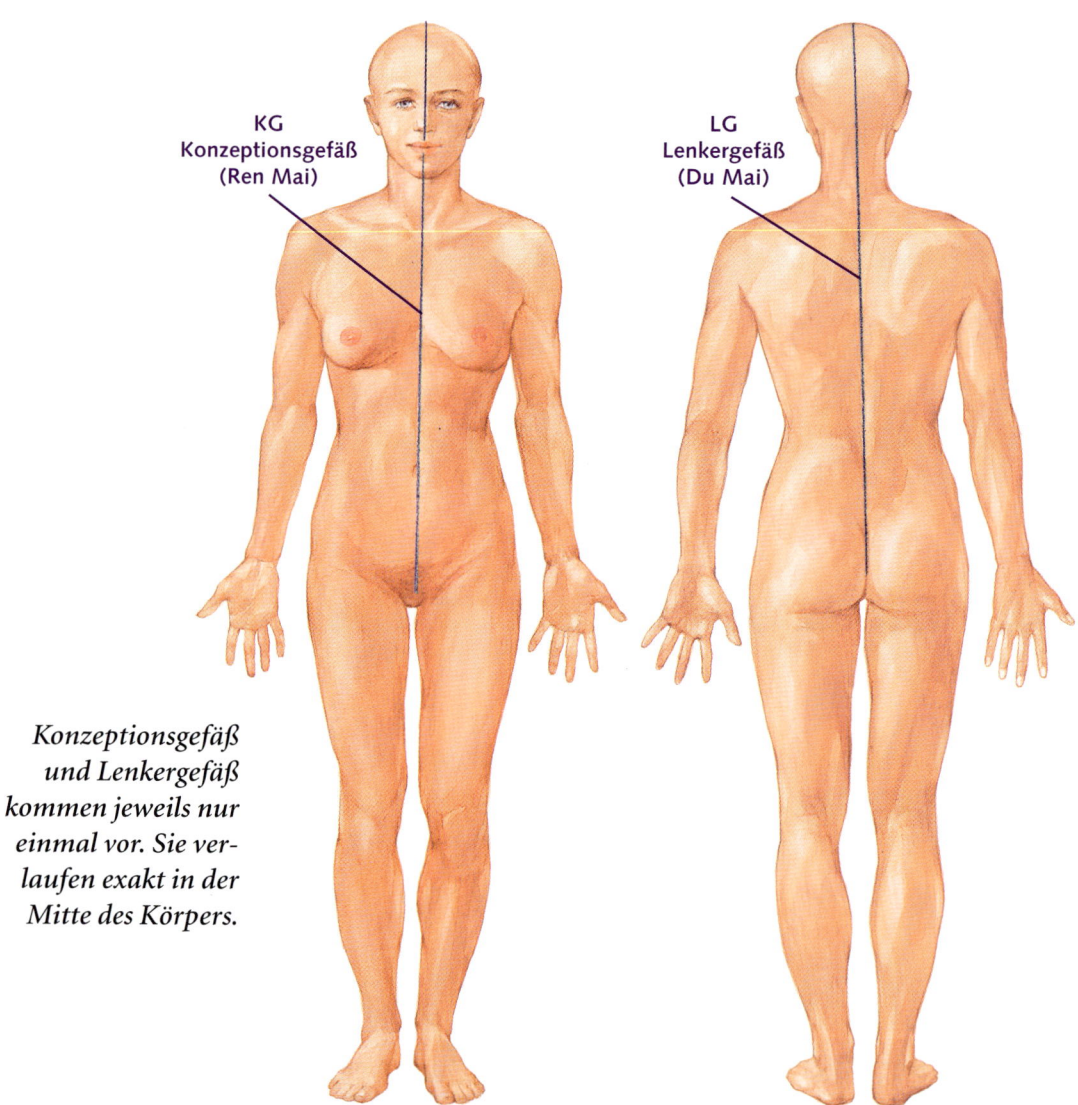

KG
Konzeptionsgefäß
(Ren Mai)

LG
Lenkergefäß
(Du Mai)

Konzeptionsgefäß und Lenkergefäß kommen jeweils nur einmal vor. Sie verlaufen exakt in der Mitte des Körpers.

58

Ist ein Meridian Yin oder Yang?

■ ■

Für die Meridianmassage und Akupressur ist es sinnvoll, zu wissen, ob ein Meridian Yin oder Yang ist, also in welcher Richtung die Energie in ihm strömt. Dann können Sie mit oder gegen den Energiestrom arbeiten, also Ihrem Partner Energie zuführen oder von ihm ableiten. Grundsätzlich gilt:

■ Die Energie in den Yin-Meridianen fließt von unten nach oben.

■ Die Energie in den Yang-Meridianen fließt von oben nach unten.

meridiane stehen mit keinem Organ in Verbindung. Sie bilden vielmehr die Energiezentren des Kreislaufs. Konzeptions- und Lenkergefäß arbeiten wie ein Meridianpaar energetisch zusammen und sorgen für ein ausgewogenes Gleichgewicht zwischen den Yin- und Yang-Kräften im Körper.

Wechselwirkungen zwischen innen und außen

Das unsichtbare Meridiannetz verknüpft das Körperinnere (Yin) mit dem Äußeren (Yang). Zwischen inneren Organen und Körperoberfläche bestehen ständig energetische Wechselwirkungen. Solange Qi und Xue, die beiden Lebenssubstanzen, ungehindert zusammen durch die Meridiane fließen, ist der Mensch gesund. Wird dieser Energiefluss jedoch beeinträchtigt, sei es durch klimatische Einflüsse von außen, extreme Gefühle von innen oder durch eine unvernünftige Lebensweise, stauen sich Qi und Xue in den Meridianen und blockieren sie, was sowohl die inneren Organe als auch die Körperoberfläche in Mitleidenschaft ziehen kann. Schmerzen und Verspannungen können Symptome dafür sein, dass die Meridiane verstopft sind und das Yin-Yang-Gleichgewicht aus der Balance geraten ist. Durch Massieren der Meridiane und gezielte Stimulation von Akupressurpunkten auf der Hautoberfläche wird der energetische Stau in verschiedenen Körperregionen behoben, der Energiefluss umgeleitet und harmonisiert.

Auch eine gesunde, ausgewogene Ernährung kann einen harmonischen Energiefluss bewirken.

Die wichtigsten Akupressurpunkte zum Entspannen

Was nützt Ihnen die beste Landkarte, wenn Sie sie nicht lesen können und sich in der Landschaft nicht zurechtfinden? Die folgende Übersicht macht Sie mit der chinesischen Energiekarte des Körpers vertraut. Sie lernen die Meridiane und ihre Funktionen sowie die wichtigsten Akupressurpunkte zum Entspannen, Genießen und Wohlfühlen auf jedem Meridian kennen.

»Experimente« an Meridianen und Akupressurpunkten

Zum »Zeichnen« können Sie auch Honig, Sahne oder Nutella verwenden. Ihrer Phantasie sind keine Grenzen gesetzt.

Ihr Partner kann Ihnen bei der Fährtensuche behilflich sein, indem er Ihnen seinen Körper als »Experimentierfeld« überlässt. Zeichnen Sie darauf den Verlauf der einzelnen Meridiane mit den Fingern nach. Experimentierfreudige können die einzelnen Punkte mit weißer Creme und rotem Lippenstift markieren: Die beruhigenden (sedierenden) Punkte bekommen einen Cremeklecks, die kräftigenden (tonisierenden) Punkte werden rot angemalt. Üben Sie beim Verreiben der Cremekleckse mit kurz geschnittenen Fingernägeln leichten Druck auf die Punkte aus. So funktioniert Akupressur.

Das Metall-Meridianpaar Lungen und Dickdarm

Beide Meridiane verlaufen an Händen und Armen: der Lungen-Meridian (Yin) an der Innenseite der Arme bis hoch unterhalb des Schlüsselbeins, der Dickdarm-Meridian (Yang) an ihrer Außenseite über Schulter, Hals bis unterhalb der Nasenflügel.

Der Lungen-Meridian »regiert« die Atmungsenergie Qi. Er reguliert die Atmung und den Flüssigkeitshaushalt der Haut. Für alles, was Atemwege, Haut, Haare, Nase und Geruch betrifft, ist der Lungen-Meridian zuständig. Der Dickdarm-Meridian hat mit der Ausscheidung über Darm und Schleimhäute zu tun. Dazu gehören auch »emotionale Schlacken« wie Kummer, Niedergeschlagenheit und Verhaftetsein in der Vergangenheit.

Die wichtigsten Akupressurpunkte

■ **Lu 1 – Zhongfu** (Platz der Mitte, Loslassen). Lage: im äußeren Brustbereich drei Fingerbreit unterhalb des Schlüsselbeins.

Zhongfu ist der Alarmpunkt der Lunge. Schmerzt er oder ist er druckempfindlich, könnte eine Erkrankung der Lunge vorliegen. Er hilft, von Alltagsproblemen und Stress loszulassen. Bei Beklemmungsgefühl auf der Brust, Anspannung durch emotionelle Belastung, flachem Atem und Husten kräftigt er die Lungen.

■ **Lu 7 – Lieque** (Fehler in der Reihe). Lage: auf der Innenseite des Unterarms, zwei Fingerbreit (eineinhalb Cun) oberhalb der Beugefalte des Handgelenks.

Massieren Sie Lieque bei Lungenerkrankungen, Heiserkeit und Husten, bei steifem Nacken und Kopfschmerzen. Nach Jeanne Elizabeth Blum ist die Akupressur von Lieque ab dem sechsten Schwangerschaftsmonat zu unterlassen.

■ **Di 4 – Hegu** (Geschlossenes Tal). Lage: in der Mitte des Muskels zwischen Daumen und Zeigefinger.

Hegu ist der stärkste schmerzlindernde Punkt am ganzen Körper. Wenden Sie ihn bei allen Schmerzzuständen an, vor allem bei solchen im Kopfbereich, Gesicht, Nacken, Hals und an den Zähnen. Massieren Sie ihn ein bis zwei Minuten je Seite kräftig. Hegu darf während der gesamten Schwangerschaft nicht massiert werden.

■ **Di 11 – Quchi** (Gebogener Graben). Lage: bei rechtwinkliger Beugung des Ellenbogens am Ende der Ellenbogenfalte.

Quchi gleicht die Körperenergien aus, stärkt die körpereigene Abwehr und kräftigt das Immunsystem. Drücken Sie ihn beim ersten Anflug eines grippalen Infektes, bei niedrigem Blutdruck oder wenn Sie und Ihr Partner sich energetisch geschwächt fühlen.

Lu 1

Di 11

Lu 7

Di 4

Partnerübung 8:
Stärkung des Lungen-Qi

Durch Akupressur der folgenden Punkte auf dem Lungen-Meridian stärken Sie das Lungen-Qi. Bei akuten Atemwegsinfekten, Husten, Anspannung und Beklemmung in der Brust durch emotionelle Belastungen (Job, Chef, Kinder etc.) können Sie sich selbst und Ihrem Partner etwas Linderung verschaffen. Ermuntern Sie ihn, die wohltuende Wirkung seinerseits zu unterstützen, indem er zu dem Punkt, den Sie bei der Behandlung massieren, hin atmet. Stimulieren Sie die Punkte – oft genügen schon ein oder zwei – intensiv für ein bis zwei Minuten auf jeder Körperseite.

1 **Lu 1 – Zhongfu** (Platz der Mitte, Loslassen) und **Lu 7 – Lieque** (Fehler in der Reihe) haben wir schon beschrieben (→ Abb. Seite 61).

2 **Lu 9 – Taiyuan** (Tiefes Wasser). Machen Sie eine Faust und beugen Sie das Handgelenk. Taiyuan liegt in der ersten Hautfalte an der Daumenseite des Handgelenks, wo Sie einen kleinen Puls fühlen können.

3 **Bl 13 – Feishu** (Transportpunkt zur Lunge, Lungenpunkt). Bl 13 finden Sie einen Fingerbreit unterhalb der oberen Spitze des Schulterblatts zwischen Wirbelsäule und Schulterblatt.

Das Erd-Meridianpaar Milz-Pankreas und Magen

Der Magen-Meridian (Yang) ist ein sehr langer Meridian und verläuft als einziger Yang-Meridian vorne am Bauch entlang. Er steuert die Verdauung und wirkt auf Kreislauf und Nervensystem.

Der »König« der Meridiane will gut genährt werden, zum einen durch ausgewogene, vitaminreiche Nahrung, zum anderen durch liebevolle Zuwendung, also seelische »Nahrung«, etwa in Form von Streicheleinheiten, (Meridian-)Massage oder Akupressur.

Sein Yin-Partner ist der Milz-Pankreas-Meridian, der von der großen Zehe über die Innenseite des Beins bis zum Brustkorb hochzieht. Er unterstützt die Verdauungsfunktion und hat eine wichtige Mittleraufgabe zwischen Körper und Psyche.

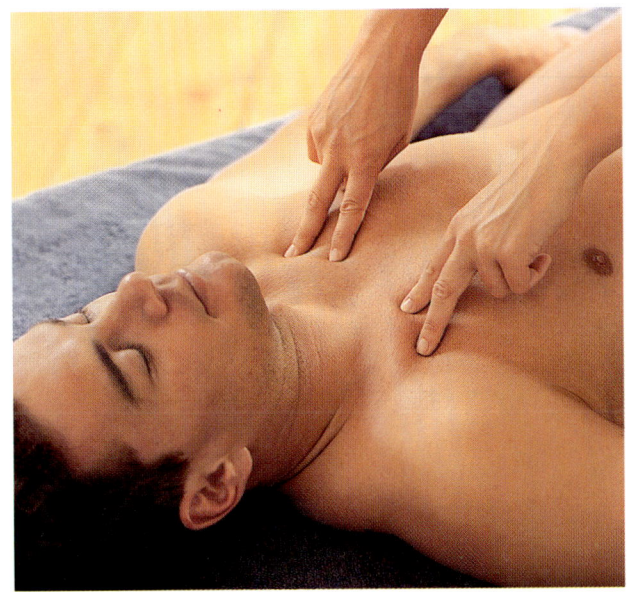

Ist das Meridianpaar Magen-Milz-Pankreas energetisch im Lot, kommt das ihm zugeordnete Erdelement voll zum Tragen: Es herrscht emotionales und physisches Gleichgewicht.

Drücken Sie die Punkte nicht zu fest, damit sich Ihr Partner völlig entspannen kann.

Die wichtigsten Akupressurpunkte

- **MP 6 – Sanyinjiao** (Kreuzung der drei Yin-Meridiane des Beines: Milz-Pankreas, Nieren- und Lebermeridian treffen aufeinander). Lage: eine Handbreit, also vier Fingerbreit (drei Cun) oberhalb des Innenknöchels an der Hinterkante des Schienbeins.

Sanyinjiao ist ein wichtiger Akupressurpunkt bei allen Frauen- und Männerleiden (wie auch MP 12 und MP 13), bei Erkrankungen der Harnwege und des Genitalsystems. Bei (chronischer) Müdigkeit, Erschöpfungs- und Schwächezuständen und depressiver Verstimmung wirkt Sanyinjiao aufbauend. Er beruhigt den Geist und dämpft eine gereizte Natur. Massieren Sie ihn mit dem Zeigefinger etwa ein bis eineinhalb Minuten lang. Im letzten Schwangerschaftsmonat diesen Punkt nicht mehr stimulieren!

- **MP 12 – Chongmen** (Tor des Impulses)
- **MP 13 – Fushe** (Haus der Fu-Organe; Fu-Organe sind

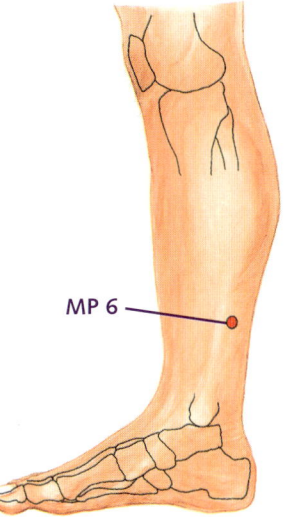

MP 6

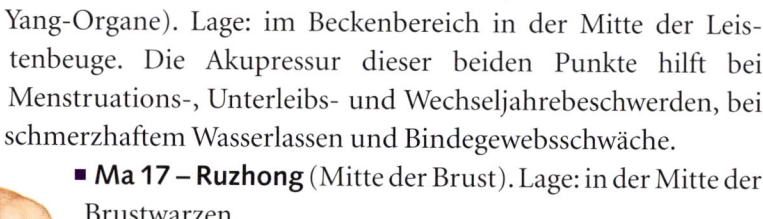

Ma 17

Ma 29

Ma 30

MP 13

MP 12

Ma 36

MP 6

Yang-Organe). Lage: im Beckenbereich in der Mitte der Leistenbeuge. Die Akupressur dieser beiden Punkte hilft bei Menstruations-, Unterleibs- und Wechseljahrebeschwerden, bei schmerzhaftem Wasserlassen und Bindegewebsschwäche.

■ **Ma 17 – Ruzhong** (Mitte der Brust). Lage: in der Mitte der Brustwarzen.

Eine Akupressur dieses erogenen Punktes mit Fingerspitzen, Lippen und Zunge fördert das sinnliche Erleben.

■ **Ma 29 – Guilai** (»Komm zurück«). Lage: Vier Cun unterhalb des Nabels, zwei Cun seitlich der Mittellinie.

■ **Ma 30 – Qichong** (Impuls der Lebensenergie). Lage: am äußeren Rand des Schambeins, zwei Cun seitlich der Mittellinie.

Diese beiden Punkte können bei Darmträgheit, Durchfall sowie bei Regel- und Potenzstörungen akupressiert werden. Sie aktivieren die Sexualkraft.

■ **Ma 36 – Zusanli** (Drei Meilen am Bein, Göttlicher Gleichmut). Lage: Vier Fingerbreit (drei Cun) unterhalb des Kniegelenks und von da aus eine Fingerbreite zur Seite. Zusanli gilt als wichtiger Lebenspunkt, der bei nervösen Magen- und Darmbeschwerden beruhigt und gleichzeitig den gesamten Organismus kräftigt. Er wirkt auch sexuell stimulierend. Die Soldaten im alten China drückten Zusanli, um sich auf Fußmärschen zu stärken. Massieren Sie ihn mit dem Zeigefinger für etwa eine Minute auf beiden Seiten. Ab dem achten Schwangerschaftsmonat nicht mehr akupressieren!

■ **Ma 44 – Neiting** (Innerer Paß). Lage: auf dem Fußrücken, zwischen zweiter und dritter Zehe oberhalb des Schwimmhautrandes.

Neiting ist der stärkste schmerzlindernde Fernpunkt am Fuß und besonders wirksam bei Kopf- und Zahnschmerzen, Fieber und Erkältungskrankheiten. Die Akupressur erfolgt mit dem Nagel des Zeigefingers oder Daumens für ein bis zwei Minuten je Seite.

Ma 44

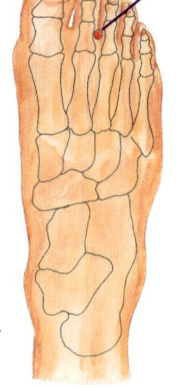

Das Feuer-Meridianpaar Herz und Dünndarm

Der Herz-Meridian (Yin) reguliert den Blutkreislauf, wirkt auf die Psyche und das vegetative Nervensystem. Wärme, (Lebens-) Freude, Elan, Leidenschaft und sexuelles Interesse sind die Domäne der Feuermeridiane. Mangelt es an diesen Eigenschaften und zeigen sich stattdessen Symptome wie Herzangst, Herzklopfen, Schlaflosigkeit, Unruhe, Nervosität, Lust- und Mutlosigkeit, sollte der Herzmeridian auf beiden Körperhälften massiert und seine Druckpunkte stimuliert werden.

Sein Yang-Partner ist der Dünndarm-Meridian. Er ist sowohl für die körperliche als auch für die psychische Verdauung und Ausscheidung zuständig. Er trennt die stoffliche Nahrung in Grobes und Feines, scheidet Grobes aus, behält Feines und wandelt es in Energie um. Ebenso unterscheidet er bei der geistig-seelischen »Nahrung«, was wichtig und unwichtig, was behalten und vergessen wird.

»Feuer und Flamme für etwas sein« drückt aus, welche Energie in den Feuermeridianen steckt.

Die wichtigsten Akupressurpunkte

■ **He 7 – Shenmen** (Tor des Geistes). Lage: unterhalb des kleinen Fingers, am seitlichen Ende der Beugefalte des Handgelenks seitlich der Knochenwulst, die hier tastbar ist (→ Seite 38).

Shenmen ist einer der wichtigsten Beruhigungs- und Harmonisierungspunkte bei psychosomatischen Beschwerden, Nervosität, innerer Unruhe, Schlaflosigkeit, Angstzuständen, Herzklopfen und unregelmäßigem Herzschlag. Shenmen stärkt die Energie der Feuer-Niere (Yang) und vitalisiert die Libido. Massieren Sie ihn mit dem Nagel des Zeigefingers für etwa eine Minute auf beiden Seiten.

■ **Dü 3 – Houxi** (Hinterer Gebirgsbach). Lage: Wenn Sie mit der Hand eine Faust machen, liegt Houxi am seitlichen Rand des gekrümmten kleinen Fingers in der Falte, die erscheint.

■ **Dü 9 bis Dü 15** (Schulterpunkte). Lage: seitlich des Nackens auf den Schulterblättern. Sind Nacken und Schultern Ihres Partners oft schmerzhaft verspannt, massieren Sie diese Punkte kräftig für 30 bis 60 Sekunden auf jeder Körperseite (→ Abbildung Seite 66).

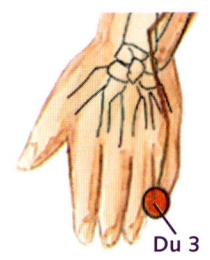

Du 3

Das Feuer-Meridianpaar Kreislauf-Sexualität und Dreifacher Erwärmer

Sie bilden das zweite Meridianpaar, das vom Feuerelement regiert wird. Der Kreislauf-Sexualitäts-Meridian oder Perikard (Yin) schützt Herz und Kreislauf vor körperlichem und emotionalem Stress und sorgt dafür, dass «die schönste Sache der Welt» zwischen zwei Intimpartnern harmonisch verläuft. Ist er energetisch schwach, ist auch das Herz verwundbar.

Der Dreifache-Erwärmer-Meridian (Yang) versorgt die drei Körperhöhlen Brustraum, Bauchraum (Solarplexus) und kleines Becken mit Energie und Flüssigkeiten. Er ist das energetische Steuerzentrum des Körpers und reguliert Atmung, Verdauung und Ausscheidung. Über seine Punkte können Sie auf Störungen dieser drei Funktionen einwirken.

Die wichtigsten Akupressurpunkte

- **Pe 6 – Neiguan** (Innerer Pass). Lage: an der Innenseite des Unterarms, auf der Mitte zwischen Speiche und Elle, zweieinhalb Fingerbreit (zwei Cun) von der Beugefalte des Handgelenks aufwärts.

  Neiguan wirkt, ähnlich wie He 7 – Shenmen (→ Seite 65), oder Ma 36 – Zusanli (→ Seite 64), psychisch stark beruhigend auf Magen und Darm, bei innerer Unruhe, Angst- und Erregungszuständen, Nervosität, Schluckauf, Seekrankheit und Brechreiz. Er ist ein wichtiger Sedierungs- und Harmonisierungspunkt. Mit dem Zeigefinger ein bis zwei Minuten auf jeder Seite massieren. Ab dem vierten Schwangerschaftsmonat nicht mehr verwenden!

- **3E 5 – Weiguan** (Äußerer Pass). Lage: auf der Außenseite des Unterarms, zweieinhalb

Dü 15
Dü 13   Dü 14
Dü 12
Dü 10
Dü 11
Dü 9
Dü 3

Fingerbreit (zwei Cun) oberhalb des Handgelenks in der Mitte zwischen Elle und Speiche.

Weiguan hilft bei wetterbedingten seitlichen Kopf- und Nacken-schmerzen sowie bei Erkältungskrankheiten durch Wind, Hitze oder Kälte. Massieren Sie ihn mit dem Zeige-finger etwa eine Minute lang.

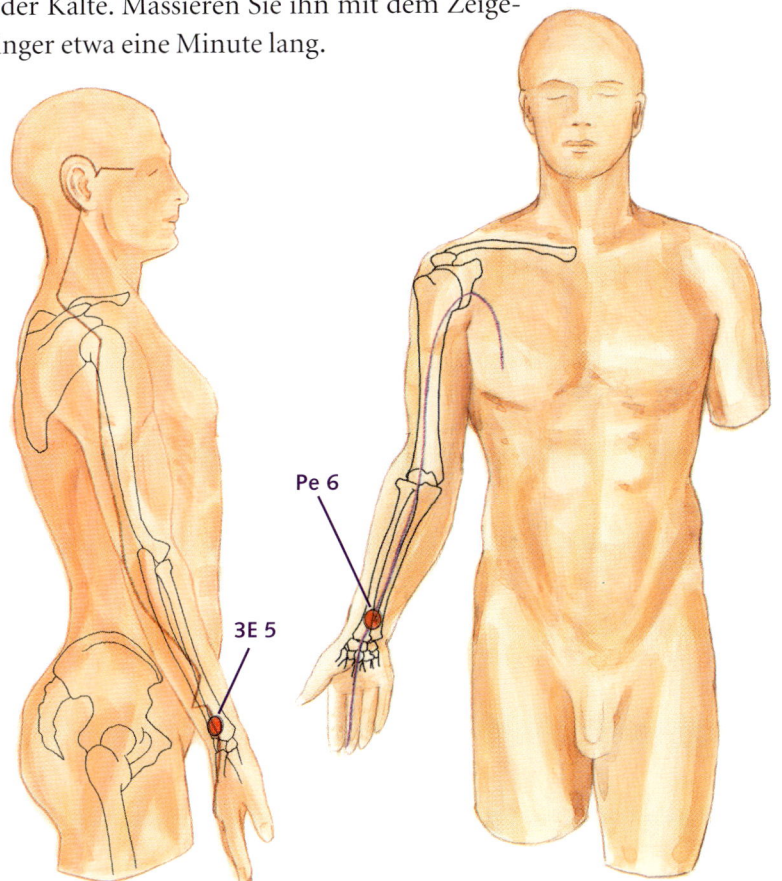

Pe 6

3E 5

Das Wasser-Meridianpaar Nieren und Blase

Das Wasserelement beherrscht den Nieren- und Blasen-Meridian. Die Nieren speichern die Essenz des Lebens, das Jing, und verwan-deln sie in Energie. Die »Wasserniere« steuert die Wasseraus-scheidung, die »Feuerniere« die Fortpflanzung.

Der Blasen-Meridian (Yang) ist mit seinen 67 Punkten der längs-te aller Meridiane. Er zieht vom inneren Augenwinkel bis zur

Geht Ihnen etwas an die Nieren? Nieren-steine oder Nieren-koliken deuten oft auf ungelöste innere Konflikte hin.

kleinen Zehe. Er reguliert den Wasser- und Flüssigkeitshaushalt (Blut, Lymphe, Harn, Tränen, Speichel, Verdauungssäfte) im Körper. Eine Massage der Blasenpunkte verbessert die Spannkraft, Vitalität und Sexualität. (→ Partnerübung 24, Seite 120)

Für Liebespaare ist das Wasser-Meridianpaar Ni-Bl ebenso wichtig wie die Feuer-Meridianpaare He-Dü und KS-3E, weil die auf ihnen liegenden Akupressurpunkte bei geschlechtsspezifischen Problemen helfen können, zum Beispiel bei hormonellen Störungen, Menstruationsbeschwerden (PMS), Hitzewallungen, Potenzschwäche, Impotenz, Unfruchtbarkeit, Erschöpfung, Verspannungen usw. Eine schwangere Frau kann über die Stimulation bestimmter Nieren- und Blasenpunkte leichter bzw. schneller gebären.

Viel Trinken nicht alkoholischer Getränke hilft Niere und Blase, aufgestaute Dinge auszuscheiden.

Die wichtigsten Akupressurpunkte

■ **Ni 1 – Yongquan** (Sprudelnde Quelle). Lage: in einer Vertiefung auf der Mitte der Fußsohle, zwischen den beiden Fußballen. Yongquan ist ein wichtiger Beruhigungs- und Wiederbelebungspunkt bei Schock, Müdigkeit, körperlicher und geistiger Erschöpfung, seelischer Belastung, Hitzewallungen und Impotenz. Mit beiden Daumen auf jeder Seite etwa eine Minute stark und einwärts drücken. Ein leichtes Pulsieren unter der Berührung zeigt, dass der Punkt freigesetzt und entspannt ist und die Energie fließt. Wenn das Pulsieren einsetzt, nicht gleich den Daumen wegnehmen, sondern ruhig noch eine Weile den Punkt halten. Nicht während der Schwangerschaft drücken!

■ **Ni 7 – Fuliu** (Wiederkehr des Flusses). Lage: am Vorderrand der Achillessehne, zwei Cun oberhalb von Ni 3.

Fuliu ist der zentrale Tonisierungspunkt, das heißt Kräftigungspunkt der Nieren. Er stärkt das Nieren-Yang und regt die Libido an. Ab dem

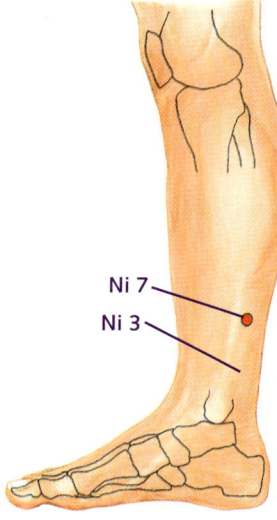

Ni 7
Ni 3

Ni 1

achten Schwangerschaftsmonat nicht mehr massieren!

■ **Bl 23 – Shenshu** (Transportpunkt zur Niere). Lage: auf dem Rücken auf Nabelhöhe, zwei Fingerbreit (eineinhalb Cun) seitlich der Mittellinie, zwischen zweitem und drittem Lendenwirbel. Shenshu ist ein wichtiger Aktivierungspunkt, der die Nierenenergie stärkt und psychische Kräfte mobilisiert. Wirkt kräftigend bei Vitalitätsmangel der Niere und lindert schmerzhafte Verspannungen im Lendenwirbelbereich.

■ **Bl 31 bis Bl 34 – Baliao** (Kreuzbeinlöcherpunkte). Lage: zu beiden Seiten des Kreuzbeins über den dortigen Kreuzbeinlöchern. Shangliao, Ciliao, Zhongliao und Xialiao sind wichtige Akupressurpunkte, über die Sie direkt auf Geschlechts-, Sexualorgane und Blase einwirken können. Eine Massage der Kreuzbeinlöcherpunkte wirkt sehr entspannend und hilft beispielsweise bei Zyklusstörungen. Drücken Sie die Punkte stark und einwärts für etwa ein bis zwei Minuten.

■ **Bl 62 – Shenmai** (Aufsteigendes Gefäß oder Ruhiger Schlaf). Lage: unmittelbar unterhalb des äußeren Fußknöchels in der ersten Vertiefung. Shenmai beruhigt den Geist, Shen, zum Beispiel bei Schlaflosigkeit und nervöser Unruhe.

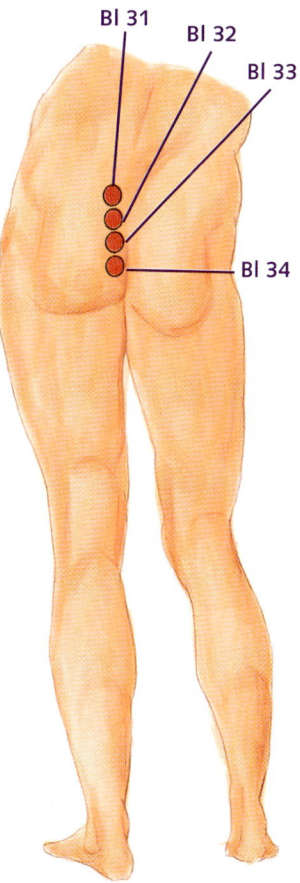

Das Holz-Meridianpaar Leber und Gallenblase

Das Holzelement regiert diese beiden Stoffwechsel-Meridiane, die Einfluss auf Muskeln, Sehnen, Nägel und Augen haben. Nach chinesischer Vorstellung hängt das freie Fließen der Lebensenergie Qi und des Blutes im Körper vom Lebersystem ab. Fließt das Leber-

Qi ungestört, so sind auch die Sehnen elastisch, die Muskeln kraftvoll und die Gefühle (ausdrucks-)stark. Der Leber werden enge Beziehungen zur körperlichen Kraft und zur Seele zugeschrieben. Die Punkte auf dem Leber-Meridian wirken deshalb stark auf psychische Zustände wie depressive Verstimmung, Ermüdung, Unentschlossenheit usw.

Der Gallenblasen-Meridian (Yang) beginnt am äußeren Augenwinkel und zieht über Schläfe, Scheitel, seitlich zum Nacken über die Schulter in Zickzacklinien seitlich den Rumpf hinab, an der Außenseite des Beines entlang bis hinunter zur vierten Zehe. Die Gallenblase unterstützt die Leber bei der Verdauung, indem sie den Gallensaft speichert und ihn an den Darm abgibt.

Die wichtigsten Akupressurpunkte

■ **Le 3 – Taichong** (Großer Impuls). Lage: auf dem Fußrücken in der Senke zwischen der großen und zweiten Zehe. Taichong wirkt bei nervöser, stressbedingter Anspannung stark psychisch beruhigend. Zusammen mit Di 4 – Hegu an der Hand (→ Seite 61) wird diese Wirkung noch verstärkt. Massieren Sie den Punkt mit dem Nagel des Zeigefingers für etwa eine Minute auf beiden Seiten.

■ **Le 10 bis Le 12** (Lebensfreude, Innerer Genuss). Lage: Die drei Punkte befinden sich an der Innenseite des Oberschenkels nahe der Leistenbeuge auf beiden Körperseiten.

Wuli, Yinlian und Jimai regen die Lebensfreude an und beleben die Sinne. Eine Stimulierung durch Akupressur wirkt sich positiv auf die Geschlechtsorgane und Harnwege aus. Zudem liegen sie an einer sehr empfindsamen und leicht erregbaren Körperstelle.

■ **Gb 21 – Jianjing** (Brunnen in der Schulter). Lage: auf dem höchsten Punkt des Schultermuskels, vier Fingerbreit seitlich des Nackens.

Le 12

Le 11

Le 10

Le 3

Le 3

Jianjing ist ein druckempfindlicher Punkt, der schmerzhafte Verspannungen in Schulter und Nacken lösen hilft. Er fördert den Milchfluss bei stillenden Müttern, die nicht genügend Milch produzieren. Kräftig ein bis zwei Minuten auf jeder Seite kreisend massieren. Bei Schwangeren nur leicht drücken, da er ableitend wirkt.

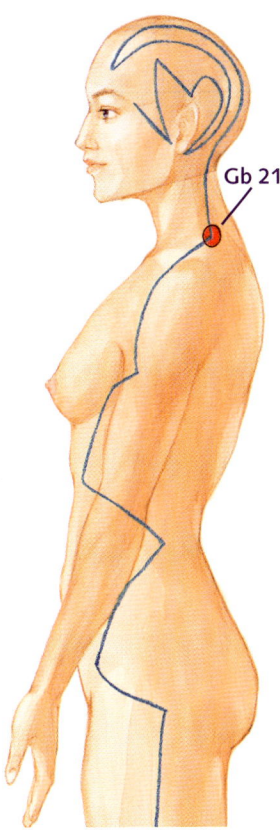

Der Konzeptionsgefäß-Meridian (Ren Mai)

Das Konzeptionsgefäß (Ren Mai; Yin) beginnt mit KG 1, Huiyin, am Damm zwischen Genitalien und Anus und verläuft auf der Körpervorderseite über Schambein, Bauchmitte und Hals hoch bis zur Kinngrube, wo es mit dem 24. Punkt endet. Es wird auch »Meer der Yin-Meridiane« genannt, weil die gesamte Yin-Energie des Körpers in dieses »Meer« mündet. Auf ihm liegen die Alarmbzw. Meisterpunkte der meisten Meridiane, die Schmerzzustände im Körper anzeigen und auch als Erste-Hilfe-Akupressurpunkte dienen.

Über die Punkte des Ren Mai können Sie die Geschlechts-, Sexualorgane und die umlaufende Körperenergie positiv beeinflussen und zum Beispiel Erschöpfung und Energiemangel beheben.

Die wichtigsten Akupressurpunkte

■ **KG 4 – Guanyuan** (Tor des Ursprungs-Qi) (entspricht dem zweiten Chakra, dem Polaritäts-Chakra). Lage: auf der Mittellinie des Bauches, vier Querfinger (drei Cun) unterhalb des Nabels. Guanyuan stärkt das Ursprungs-Qi der Nieren. Er ist ein wichtiger Tonisierungs- und Kräftigungspunkt für Qi und Blut, stärkt Körper und Seele und beruhigt den Geist, das Shen. Er wirkt bei Menstruationskrämpfen, Frigidität, Impotenz und wärmt das Feuer am »Tor des Lebens« (→ Partnerübung 14, Seite 90). Massieren Sie ihn mit dem Zeigefinger etwa eine Minute lang.

■ **KG 6 – Qihai** (Meer der Lebensenergie, des Qi). Lage: auf der Mittellinie des Bauches, zwei Querfinger (eineinhalb Cun) unterhalb des Nabels.

Die sieben Chakren der indisch-tibetischen Medizin und Yogalehre sind Energiezentren des Körpers und entsprechen bestimmten Akupressurpunkten auf dem Konzeptionsgefäß.

KG 24

KG 17

KG 12

KG 6

KG 4

Qihai aktiviert die Lebensgeister bei körperlicher und geistiger Schwächung. Er belebt die Liebeskraft und erhöht die sexuelle Energie (→ Partnerübung 14, Seite 90).

- **KG 12 – Zhongwan** (Mitten in der Magenhöhle) (entspricht dem dritten Chakra, dem Nabel- oder Solarplexus-Chakra manipura). Lage: in der Mitte des Bauches zwischen Nabel und Basis des Brustbeins.

Zhongwan ist der Meisterpunkt des Magens. Er wird bei Magenschmerzen und Übelkeit aufgrund von Energieleere (leerer Magen, Appetitmangel, Müdigkeit, emotioneller Stress) stimuliert. Die Massage erfolgt nur bei relativ leerem Magen mit dem Zeigefinger 30 bis 60 Sekunden lang.

- **KG 17 – Shanzhong** (Mitte des Brustkorbs; Meer der Ruhe – entspricht dem vierten Chakra, dem Herz-Chakra oder anahata). Lage: auf der Mitte des Brustbeins in Höhe der Brustwarzen. Shanzhong ist der Meisterpunkt der Atmungsorgane und wird bei Asthma, Bronchitis, Husten und Schluckauf angewendet. Er hilft auch bei einem Gefühl von Enge und Eingeschnürtsein im Brustkorb, bei Unruhe, Nervosität, Frustration und Ängstlichkeit. Harmonisiert die Emotionen und besänftigt den Geist. Mit dem Mittelfinger kreisend etwa eine Minute lang massieren.

- **KG 24 – Chengjiang** (Brei empfangen, Nahrhafte Stärkung). Lage: zwischen Unterlippe und Kinnvorsprung in der Mitte. Hilft bei Kopf- und Zahnschmerzen und ist darüber hinaus ein sehr sinnlicher Punkt, der die intime Verbundenheit zwischen zwei Menschen und den erotisch-sexuellen Genuss »nahrhaft stärkt«.

Der Lenkergefäß-Meridian (Du Mai)

Das Lenkergefäß (Du Mai; Yang) beginnt zwischen Steißbeinspitze und Anus, zieht an der Wirbelsäule empor über den ganzen Rücken, den Schädel, die Stirn und Nase bis zur Innenseite der Oberlippe, wo es mit dem 28. Punkt endet. Es heißt in China auch

»Meer der Yang-Meridiane«, weil es die sechs Yang-Meridiane im Körper lenkt und ihre gesamte Yang-Energie in sich vereint.

Die unteren Punkte des Lenkergefäßes wie auch die des spiegelbildlich verlaufenden Konzeptionsgefäßes auf der Körpervorderseite werden bei Störungen der Harn- und Geschlechtsorgane sowie bei Hämorrhoiden akupressiert. Da der Du Mai mit dem Zentralnervensystem in Verbindung steht, wirkt sich eine Massage dieses Meridians und die Akupressur seiner Punkte auch auf die psychische Verfassung positiv aus: Stress und Anspannung lassen nach, Ruhe und Entspannung stellen sich ein.

Die wichtigsten Akupressurpunkte

- **LG 4 – Mingmen** (Lebenspforte; Tor des Lebens und der Vitalität). Lage: auf dem Rücken auf Nabelhöhe, auf der Mittellinie zwischen dem zweiten und dritten Lendenwirbel.

Mingmen stärkt die Feuer-Niere, das Nieren-Yang (→ Seite 50) und bringt Schwung in das Liebesleben.

- **LG 20 – Baihui** (Hundert Zusammenkünfte) entspricht dem siebten Chakra, dem Kronen-Chakra oder sahasrara. Lage: auf der Schädeldecke, in der Mitte der Linie, die die oberen Ränder der beiden Ohren miteinander verbindet.

LG 4

Legen Sie die Finger hinter die Ohren, die Fingerspitzen schauen in Richtung Scheitelpunkt des Kopfes, wo der Punkt in einer Vertiefung liegt. Baihui ist ein universeller Beruhigungs- und Harmonisierungspunkt – ähnlich wie He 7 – Shenmen (→ Seite 38) und Bl 62 – Shenmai (→ Seite 69) –, der den Geist (Yang) klärt und Gedächtnis sowie Konzentrationsfähigkeit verbessert. Die Akupressur dieses Punktes hilft auch bei Kopfweh, Schlafstörungen und Niedergeschlagenheit. Drücken Sie ihn 30 bis 60 Sekunden lang.

Übrigens: Akupressieren dürfen Sie natürlich auch mit Ihren Lippen in Form von zarten oder starken Küssen!

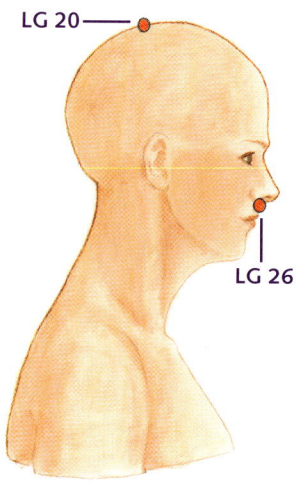

LG 20

LG 26

■ **LG 26 – Renzhong** (Mitte der Oberlippe, Mitte eines Menschen). Lage: in der Vertiefung zwischen Nase und Oberlippe. Renzhong ist traditionell ein Erste-Hilfe-Punkt bei Ohnmacht, Muskelkrämpfen, Nasenbluten, Schwindel und starker Erregung. Er bewirkt geistige Klarheit, öffnet die Sinne, verbessert Gedächtnis und Konzentration. Beobachten Sie sich einmal selbst. Vielleicht ertappen Sie sich beim Nachdenken dabei, diesen Punkt unbewusst zu drücken.

■ **Ex 1 – Yintang** (Punkt des Dritten Auges) entspricht dem sechsten Chakra oder ajna. Lage: auf der Mittellinie zwischen den Augenbrauen, wo der Nasenrücken in die Stirn übergeht (→ Seite 96).

Yintang, das spirituelle Stirnauge, hat mit der weiblichen, intuitiven Seite der Psyche zu tun. Die Buddhisten glauben, dass es der Sitz der Seele sei. Ein einfühlsamer Akupressurdruck sowie liebevolle Küsse auf diesen besonderen Punkt öffnen das Dritte Auge. Wenn Sie beim Küssen stark mit Ihren Lippen daran saugen, verstärkt sich die Wirkung: Es werden vermehrt Endorphine ausgeschüttet, die Wohlgefühle im Körper auslösen. Die Hypophyse (Hirnanhangsdrüse) wird angeregt, die Hormone für die Geschlechtsorgane (Eierstöcke, Hoden) bildet. Bei allgemeinem Stress wirkt Yintang beruhigend und ausgleichend. Laut Dr. Gabriel Stux »spielt das Dritte Auge in der Energiemedizin gemeinsam mit dem Herzchakra eine herausragende Rolle, als »Sitz der Erkenntnis« dient es der Einsicht in das Wesen von Erkrankungen, dem Erkennen von Zusammenhängen und Hintergründen«.

Ein Tipp für Akupressur-Neulinge
■ ■

Versuchen Sie, zuerst die Punkte auf den beiden mittigen Spezialmeridianen Lenkergefäß (Du Mai) auf der Körperrückseite und Konzeptionsgefäß (Ren Mai) auf der Körpervorderseite zu finden. Erst dann machen Sie sich auf die Suche nach den Punkten auf den paarigen Meridianen.

Die Meridiane hautnah erfahren

Die Meridiankarte (→ Seite 56 bis 58) kann Ihnen als Anleitung dienen, aber wenn Sie mit den Meridianen praktisch arbeiten wollen, müssen Sie sie kennenlernen, ertasten, erspüren, massieren, kneten, reiben, rubbeln, entlang streichen, liebkosen, küssen … Ihrer Phantasie sind keine Grenzen gesetzt.

Anleitung für die Behandlung der Meridiane

Anhand der folgenden Übungsanleitung können Sie ein Meridianpaar an Ihrem Partner behandeln:

■ Schauen Sie sich zuerst den Verlauf des Meridians auf dem Bild an, und erspüren Sie ihn dann mit Ihren Händen auf der Körperoberfläche Ihres Partners. Ertasten Sie ihn aus Ihrem Herzen und Bauch heraus. Es kommt am Anfang gar nicht so sehr auf Genauigkeit, sondern vielmehr auf intuitives Gespür und Einfühlungsvermögen an.

Atmosphärische Einstimmung und entspanntes Nachruhen bilden den Spannungsbogen für eine harmonische Partnerübung.

■ Experimentieren Sie mit der Art, dem Druck und der Geschwindigkeit Ihrer Berührung: Streichen Sie die ganze Länge der Meridianlinie hinauf und wieder hinunter, mal langsamer, dann wieder schneller, mal sanft und dezent, dann forsch und dynamisch. Bleiben Sie geschmeidig und gleichmäßig in Ihren Bewegungen. Der Partner soll sich unter Ihren einfühlsamen Händen ganz fallen lassen und wohlig entspannen können. Je mehr Sie ihm durch Ihre Massage seinen eigenen Körper nahe bringen, desto mehr wird er sie genießen und sich Ihnen nahe fühlen.

■ Für Anfänger der Meridianmassage gilt: Erst wenn Sie sich mit den Meridianen und Ihrem Liebsten vertraut gemacht haben und er sich in seiner Haut so richtig wohl fühlt, konzentrieren Sie sich auf die Akupressurpunkte. Wenn Sie gleich zu Beginn nur irgendwelche Punkte gegen irgendwelche Beschwerden an irgendwelchen Körperstellen drücken, fehlt der ganzheitliche Kontakt zu Ihrem Partner. Und auf den kommt es ja gerade an.

Unterstützen Sie die wohltuende Wirkung der Akupressur durch gesunde Ernährung, ausreichend Schlaf und frische Luft.

■ Wenn Sie etwas Erfahrung mit den Energiebahnen gesammelt haben, können Sie auch gezielt vorgehen. Finden und

**Wichtig ist der ganz-
heitliche Kontakt
zu Ihrem Partner.
Konzentrieren Sie sich
erst dann auf die
Akupressurpunkte.**

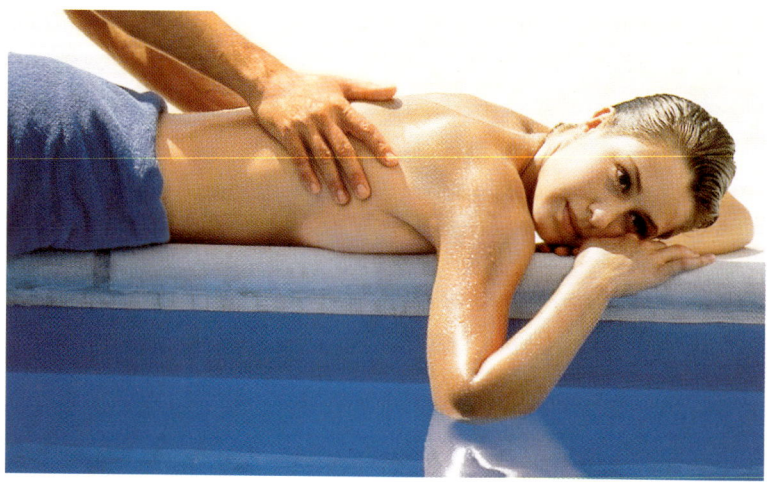

be»hand«eln Sie die Akupressurpunkte mit Feingefühl. Bringen Sie Ihre ganze Liebe im sprichwörtlichen Sinne »auf den Punkt«.

■ Eine goldene Regel beim Erspüren und Massieren der Meridiane lautet: Nicht den Kontakt zum Körper Ihres Partners verlieren oder unterbrechen. Bleiben Sie mit einer Hand, einem Finger, einer Fingerspitze, einem Knie oder Schenkel an seinem Körper und halten Sie so den Hautkontakt aufrecht. Wenn der Meridian nicht allzu lang ist und Sie bequem sitzen oder knien können, lassen Sie eine Hand oder einen Finger am Anfangs- oder Endpunkt des Meridians ruhen und streichen mit der anderen Hand an ihm entlang.

*Wenn Ihr Partner
zu fest drückt,
sagen Sie es sofort:
Schmerzhaft sollte
die Massage auf
keinen Fall sein!*

■ Was bei einer Massage noch wichtig ist, erklärt Folkert Weers, Masseur, Physiotherapeut und Heilpraktiker: »Jede Massage beginnt und endet mit einer Streichung. Der Masseur sucht durch Rücksprache mit dem Massierten den optimalen Massagedruck. Er sollte intensiv und wirksam, aber nicht schmerzhaft sein. Der Masseur sollte versuchen, seine Hände zu sensibilisieren und sich in den Massierten ›hineinzufühlen‹ – einfühlsam zu werden. Der Massierte sollte sich ganz entspannt in die Hände des Masseurs begeben und sich einfach fallen lassen, aber auch über seine Gefühle und Empfindungen bei der Massage Rückmeldung geben.«

Fragen Sie Ihren Partner, wo er verspannt ist, wo er eventuell Schmerzen hat oder wo er sich einfach nur nach Berührung sehnt. Da sollten Sie mit der Behandlung anfangen.

Wie Sie die Meridiane öffnen und energetisieren

Bewusstes Massieren der Meridianlinien öffnet diese, macht sie durchlässiger und lässt Qi und Xue besser in ihnen fließen. Die Energiebahnen werden empfänglicher für die anschließende Akupressur. Eine Meridianmassage wirkt durchblutungsfördernd, entschlackend und wohltuend entspannend.

In der Partnerübungsfolge 10 bis 12 widmen wir uns den sechs Meridianen an Armen und Händen, speziell dem Meridianpaar Herz-Dünndarm, das vor allem bei seelischen Störungen, Nervosität, innerer Unruhe, Überarbeitung, Stress und Schlaflosigkeit massiert werden sollte. Die chinesische Medizin sieht in diesen Symptomen eine Überlastung des Herz-Meridians und eine Überfülle der Energie des Herzens.

Vorsicht, die Meridiane in bestimmten Fällen nicht massieren! Bitte beachten Sie hierzu die Warnhinweise auf Seite 32!

Wer Herzprobleme hat, sollte tatsächlich mehr auf sein Herz und seine Gefühle »hören«.

Partnerübung 9: Gemeinsam tief atmen

Haben Sie schon mal mit Ihrem Partner zusammen tief geatmet? Den gleichen Atemrhythmus als Lebens- und Liebesrhythmus zu erfahren, kann sehr aufregend und erregend sein und Sie einander ganz nahe bringen. Bewußt gemeinsam zu atmen verstärkt das Gefühl des Einsseins zwischen zwei Menschen. Führen Sie die folgende Atemübung am besten **vor** einer Akupressur- oder Meridian- bzw. Shiatsu-Massage aus. Auf diese Weise können Sie sich beide in einen achtsamen, entspannten Zustand bringen und füreinander offen werden – die beste Voraussetzung für eine sinnliche Akupressur.

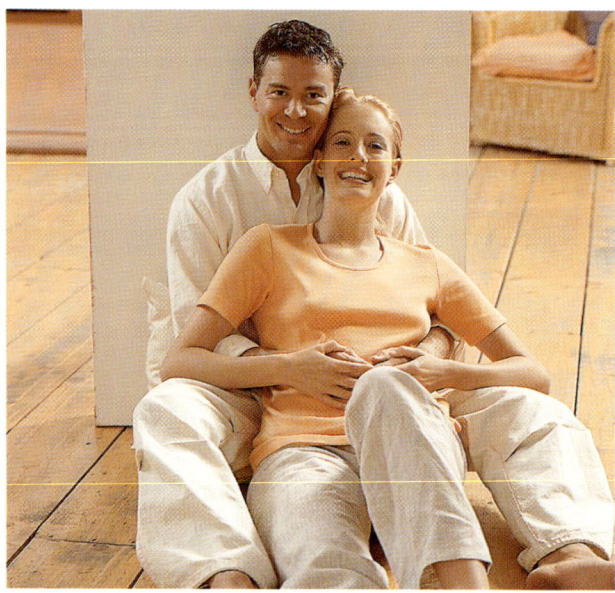

Weite, lockere Kleidung ist für diese Atemübung wichtig.

Gemeinsames Atmen entspannt und schafft Vertrauen.

1 Setzen Sie sich in bequemer Kleidung (kein enger Hosen- oder Rockbund) aufs Bett oder den Boden. Ein Partner, zu Beginn am besten der Mann, lehnt sich mit einem Kissen an der Wand an. Zwischen seinen leicht geöffneten Beinen sitzt die Frau mit ihrem Rücken ihm zugewandt und lehnt sich sanft an ihn an. Sie ruht am Brustkorb und Bauch ihres Partners, ihr Hinterkopf an seiner Schulter und seinem Hals. Der Mann legt beide Hände locker auf ihren Bauch. Die Frau legt ihre Hände auf seine. So ist der Energiekreislauf zwischen beiden geschlossen.

2 Schließen Sie nun beide Ihre Augen und konzentrieren Sie sich auf das, was Sie mit Ihrem Körper spüren. Fühlen Sie die Wärme des anderen und lassen Sie sich fallen, entspannen Sie.

3 Atmen Sie beide gleichzeitig mehrere Minuten langsam und tief nach unten in Bauch und Unterleib ein und wieder aus. Lassen Sie Ihren Bauch ungeniert nach außen wölben. Atmen Sie für den anderen hörbar und so natürlich wie möglich. Lauschen Sie dem Atem, wie er ein- und ausströmt. Fühlen Sie die Atembewegungen Ihres Partners und kommen Sie mit seinem Atemrhythmus in Einklang.

4 Wie fühlt es sich an? Fühlen Sie sich unter ihren/über seinen Händen geborgen und aufgehoben? Werden Sie ruhiger, entspannter, gelöster? Welche Bilder tauchen in Ihrem Inneren auf?

5 Zum Abschluß streichen Sie sich sanft mit beiden Händen über Gesicht, Wangen und Hals. Wenn Sie wollen, tauschen Sie sich über Ihre Erfahrungen aus.

6 Beim nächsten Mal wechseln Sie die Positionen. Experimentieren Sie und finden Sie heraus, welche Position Ihnen besser gefällt.

Partnerübung 10:
Massieren des Herz-Meridians

Der Herz-Meridian verläuft an der Innenseite beider Arme von der Achselhöhle bis zum kleinen Finger und hat jeweils neun Akupressurpunkte (→ Seite 56).

1 Ihre Partnerin liegt auf dem Rücken, ihre ausgestreckten Arme ruhen seitlich neben ihr mit den Handflächen nach oben. Ihr Oberkörper ist entblößt, ihre Augen sind geschlossen.

2 Sie sitzen oder knien entspannt neben ihr, je nachdem, wie Sie sie am bequemsten massieren können. Am besten entspannen Sie, wenn Sie gleichmäßig, ruhig und tief ein- und ausatmen. Beginnen Sie mit der Seite, die Ihnen und Ihrer Partnerin am liebsten ist.

3 Halten Sie mit einer Hand den Endpunkt des Herz-Meridians He 9 – Shaochong (Junge Kraft) am kleinen Finger. Er liegt seitlich am Nagel zum Ringfinger hin. Mit dem Daumen der anderen Hand streichen Sie langsam entlang der Handkante bis zum Handgelenk.

4 Massieren und drücken Sie das Handgelenk leicht, denn hier befinden sich mehrere Schlüsselpunkte verschiedener Meridiane. Auf der Beugefalte des Handgelenks liegt ein wichtiger Beruhigungspunkt: He 7 – Shenmen, den Sie mit dem Daumen für eine halbe bis eine Minute kräftig massieren können.

5 Streichen Sie mit der ganzen Handfläche weiter die Innenseite des Arms hoch über den Ellbogen bis in die Achselhöhle zum Anfangspunkt He 1 – Jiquan (Höchste Quelle). Drücken Sie He 1, der bei Traurigkeit und gedrückter Stimmung hilft, vor-

Auch hier können Sie beide erst einmal im gleichen entspannenden Rhythmus atmen.

Massieren des Herz-meridians wirkt zum Beispiel gegen Schlaflosigkeit, Nervosität und Verspannungen.

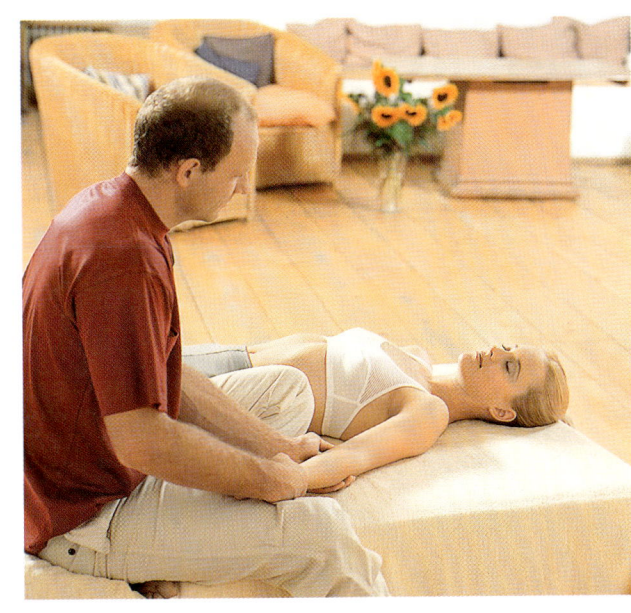

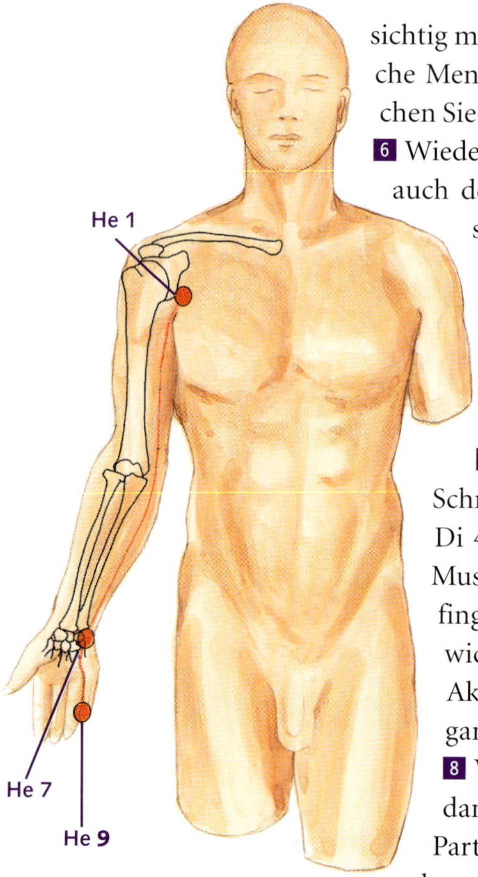

He 1

He 7

He 9

sichtig mit Ihrem Daumen, denn an dieser Stelle sind manche Menschen sehr empfindlich und kitzelig. Dann streichen Sie wieder zurück.

6 Wiederholen Sie diese Bewegung mehrmals. Sie können auch den Arm behutsam lang ziehen, ihn dehnen und strecken – mal zu Ihnen hin und mal zur Seite. Lockern und schütteln Sie ihn einfach etwas. Es geht leichter, wenn Sie dabei Ihre zweite Hand zu Hilfe nehmen. Achten Sie dabei auf das empfindliche Ellbogengelenk. Dann legen Sie den Arm wieder ab und streichen Hand und Finger aus.

7 Sollte Ihre Partnerin irgendwo im Körper Schmerzen verspüren, können Sie zum Abschluss noch Di 4, Hegu oder Geschlossenes Tal, in der Mitte des Muskels zwischen Daumen und Zeigefinger drücken. Hegu ist der wichtigste schmerzlindernde Akupressurpunkt für den ganzen Körper.

8 Verabschieden Sie sich danach innerlich von Ihrer Partnerin, und nehmen Sie langsam Ihre Hände von ihr weg. Bleiben Sie ruhig weiter neben ihr sitzen, und geben Sie ihr Zeit, der wohltuenden Berührung nachzuspüren.

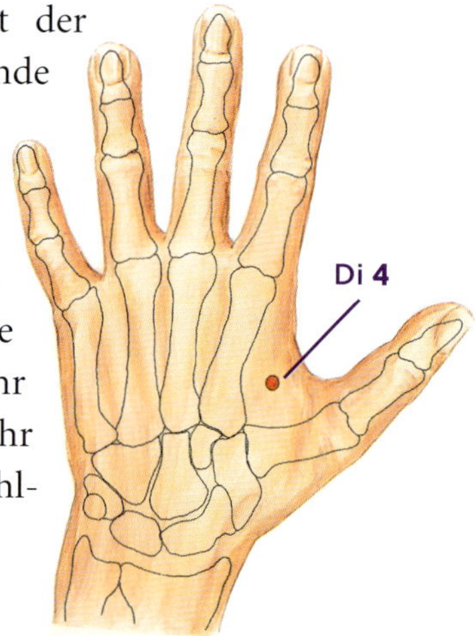

Di 4

Partnerübung 11: Massieren des Dünndarm-Meridians

Der Dünndarm-Meridian mit seinen 19 Punkten verläuft auf der hinteren Außenseite des Armes vom kleinen Finger, über Ellbogen, Schulterblatt, Hals und Wange bis vor das Ohr.

1 Für diese Übung dreht Ihre Partnerin sich in die Seitenlage und ruht so entspannt mit geschlossenen Augen.

2 Knien Sie am besten hinter ihr. Derselbe Arm, auf dessen Innenseite Sie zuvor in Übung 10 den Herz-Meridian (sowie Lu und KS) massiert haben, liegt nun ausgestreckt seitlich auf Oberkörper und Hüfte.

Halten Sie mit einer Hand den Anfangspunkt des Dünndarm-Meridians Dü 1 – Shaoze (Kleiner Moorsee), am Nagelwinkel des kleinen Fingers außen an der Handkante.

3 Streichen Sie mit dem Daumen der anderen Hand langsam die Handkante entlang hinten am Ellbogen über Dü 8 – Xiaohai (Kleines Meer), weiter zum Schulterblatt hoch. Hier befinden sich in Zickzacklinien Schulterentspannungspunkte, die Sie mit beiden Händen kräftig massieren können.

4 Lassen Sie dann eine Hand auf der Schulter ruhen und streichen Sie mit der anderen weiter am Hals hoch zur Wange und von da bis oberhalb des Ohrläppchens. Hier endet der Meridian mit Dü 19 – Tinggong (Palast des Gehörs), der bei Ohrschmerzen oder Hörproblemen lösend wirkt. Streichen Sie mit beiden Handflächen wieder zurück bis zum kleinen Finger.

Halten Sie immer mit einer Hand, einem Fuß oder Bein Körperkontakt.

5 Wiederholen Sie diese Bewegung mehrmals und variieren Sie mit der Intensität. Gleiten Sie mal behutsam mit den Fingerspitzen, dann wieder kraftvoller mit allen Fingern.

6 Zum Schluss streichen Sie die Hand Ihrer Partnerin nach unten aus, verabschieden sich innerlich von ihr und nehmen langsam Ihre Hände von ihr weg. Bleiben Sie ruhig weiter neben ihr sitzen, und lassen Sie sie die Berührung nachspüren.

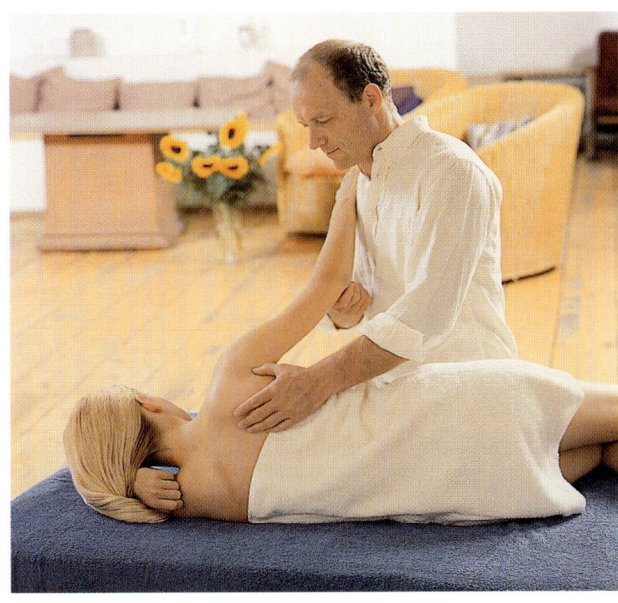

Partnerübung 12: Massieren der Meridianpaare am Arm

Mit dieser Übung bringen Sie die Energiebahnen am Arm und an der Hand miteinander in Einklang, den innen verlaufenden Herz-Meridian (Yin) mit dem außen verlaufenden Dünndarm-Meridan (Yang). Dabei werden automatisch auch die beiden anderen Meridianpaare am Arm, Lungen-Dickdarm und Kreislauf-Sexualität-Dreifacher-Erwärmer, mitmassiert und energetisiert. Für Ihre Partnerin fühlt sich die beidseitige Berührung sehr erholsam an, weil sie die Yin-Yang-Energieströme an Armen, Schultern und Händen zusammenbringt und harmonisiert. Ihre Partnerin bleibt für diese Übung am besten in der Seitenlage liegen.

Haben Sie immer eine Decke parat, falls es Ihrer Partnerin während der Massage kühl wird.

1 Umfassen Sie mit Ihren beiden Händen die Hand Ihrer Partnerin und streichen Sie ihren Arm großflächig aufwärts bis zu den aus Übung 10 und 11 bekannten Stellen in der Achselhöhle und am Ohr.

Viele Energiebahnen verlaufen am Arm und werden durch diese Übung angeregt.

2 Wenn Sie möchten, streichen Sie noch weiter aus bis zum Brustkorb seitlich der Brustwarzen, wo der Kreislauf-Sexualität-Meridian mit KS 1 – Tianchi (Teich des Himmels) (→ Seite 88) beginnt, dann wieder abwärts bis zu ihrer Hand. Streichen Sie mal zart und mal kräftig. Wiederholen Sie diese Bewegung, bis sich Arm und Schulter ganz warm und entspannt anfühlen.

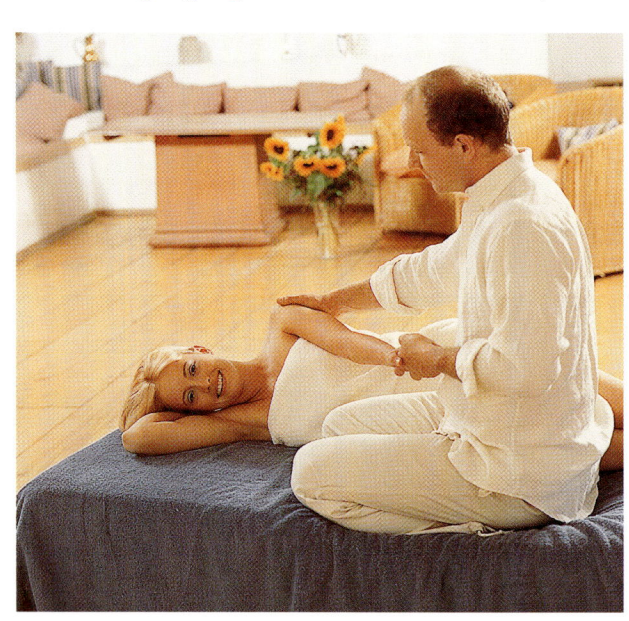

3 Halten Sie dann mit einer Hand das Schultergelenk und mit der anderen die Hand Ihrer Partnerin und schütteln Sie den ganzen Arm locker auf und ab wie ein Seil. »Dou« heißt diese chinesische Massagetechnik des Schüttelns, die Muskeln und Sehnen entspannt und die Gelenke beweglich hält. Sie können mal schneller und mal langsamer schütteln, dürfen den Arm dabei aber nur auf- und abwärts bewegen und ja nicht drehen.

4 Abschließend streichen Sie ihre Hand sanft aus.

5 Lehnen Sie sich etwas zurück und umschließen Sie das Handgelenk Ihrer Partnerin von unten mit einer Hand. Mit der anderen Hand ziehen und kneten Sie jeden einzelnen Finger durch. Danach verabschieden Sie sich wie zuvor ruhig und gelassen.

6 Nach einer kleinen Nachspürpause wechseln Sie ohne große Worte auf die andere Körperseite Ihrer Partnerin. Widmen Sie sich den Meridianpaaren dort in ebenso einfühlsamer Weise.

Behandlung langer Meridiane

Nun gibt es nicht nur relativ kurze Meridiane an Armen und Händen, wie die in den Übungen 10 bis 12 vorgestellten, sondern auch lange. Sie verlaufen entweder von den Füßen über den Bauch bis hoch zum Brustkorb (Nieren-, Leber- und Milz-Pankreas-Meridian) oder umgekehrt vom Kopf über den Rücken bis zur Fußsohle (Gallenblasen- und Blasen-Meridian). Um sie in ihrer vollen Länge zu massieren, brauchen Sie natürlich mehr Zeit und Ruhe. Aber es lohnt sich in jedem Fall, denn die Beckenregion, die Hüften, Leisten, das Steißbein und Kreuzbein, die Nieren, die Region seitlich der Wirbelsäule, Beine, Innenschenkel, Kniekehlen, Füße und Fußsohlen sind sehr empfänglich für jede achtsame und liebevolle Berührung.

Wenn Sie eine Ganzkörper(meridian)massage machen wollen, beginnen Sie, wie es allgemein üblich ist, zuerst am Kopf und massieren dann den Körper nach unten weiter, also Brustkorb, Bauch, Rücken, Arme, Beine, Füße. Doch diese Abfolge ist kein Muss! Sie können auch an den Füßen und Beinen anfangen, die tagtäglich unser ganzes Körpergewicht tragen und viel zu wenig beachtet werden. Oder Sie widmen sich als erstes einem Körperteil, der Mittelpunkt eines jeden Körpers ist, sowohl physisch als auch psychisch: dem Bauch.

Nehmen Sie sich ruhig eine Stunde Zeit für die ausgiebige Massage langer Meridiane.

Partnerübungen für die Bauchseite (Yin)

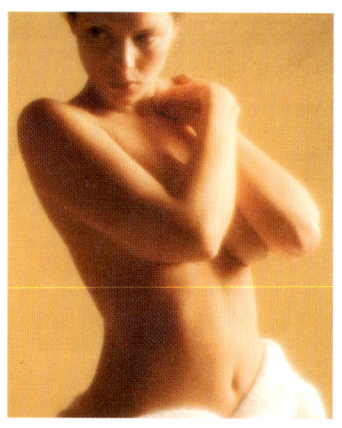

Die ganze vordere Seite des Körpers ist nach Vorstellung der Chinesen Yin, also eher energiearm und ruhebedürftig. Der Bauch als bedeutendes Energiefeld des Menschen ganz besonders. Mithilfe der hier beschriebenen Anleitungen und Partnerübungen können Sie Ihrem Liebsten angenehme Massagen im Bauchbereich, aber auch an Kopf, Augen, Herz oder Beinen geben.

»Medizin nach Ausbruch einer Krankheit zu verabreichen, das ist, als grabe man einen Brunnen aus, nachdem man durstig geworden ist.«
Aus dem Nei-king

Schöpfen Sie mit einfühlsamen Massagen im Bauchbereich neue Energien.

Der Bauch, Energiezentrum Nr. 1

Bei den Japanern und Chinesen stellt der Bauch das wichtigste Energiezentrum überhaupt dar. Die japanische Meridianmassage Shiatsu erfolgt zum Beispiel aus dem »Hara« (japanisch für »Unterbauch«), also aus der Körpermitte, heraus. Ein Shiatsu-Meister versteht es, völlig entspannt Ki-Energie – »Ki« ist der japanische Begriff für »Qi« – aus seinem Hara in seine Fingerspitzen zu geben. Nur aus einem gesunden, gefüllten Hara bekommen wir genügend Energie zum Leben und Lieben. Fühlen wir uns dagegen erschöpft, sind die Energiereserven im Hara geschwächt.

Tiefes und langsames Atmen in den Bauch ist wichtig für gute Gesundheit.

Mit einer Bauch- und Hara-Massage füllen Sie das Hara Ihrer Partnerin oder Ihres Partners mit neuen Energien. Zudem stimulieren Sie damit fünf Meridiane gleichzeitig: den Magen-, Milz-Pankreas-, Nieren-, Leber- und Konzeptionsgefäß-Meridian (→ Partnerübung 13, Seite 86). Der Energiefluss im Körper wird angeregt und das Energieniveau insgesamt erhöht sich.

Fünf auf einen Str(e)ich

Schon allein, wenn Sie einen Meridian mit der Hand nur überqueren, regen Sie ihn an. Vorne in der Bauchregion verlaufen fünf Meridiane, vier Yin-Meridiane und ein Yang-Meridian, die Sie bei einer Bauch- oder Hara-Massage alle auf einmal stimulieren:

- Über den Magen- und Milz-Pankreas-Meridian stärken Sie das Verdauungssystem und fördern die Darmtätigkeit.
- Über den Nieren- und Leber-Meridian regulieren Sie die Blasentätigkeit und beugen Unterleibsbeschwerden vor.
- Über das Konzeptionsgefäß in der Mittellinie des Körpers kräftigen Sie die Geschlechtsorgane und das Immunsystem.

Vorsicht, bitte beachten Sie!
■ ■

Den Bauch nicht massieren bei folgenden Gegenanzeigen: bei Schwangerschaft, Magengeschwür, Blinddarm- und Bauchfellentzündung, allen Krebsarten in der Bauchgegend und nach dem Essen bei übervollem Magen.

Die folgende dreiteilige Übung erfordert etwas Geschicklichkeit und Beweglichkeit seitens des Massierenden. Für Teil I der Übung – das Hara anheben – braucht er etwas körperliche Kraft und sollte ihn nur dann ausführen, wenn er selbst einen gesunden Rücken hat. Ansonsten nur Teil II und Teil III der Übung machen. Noch ein Tipp: Nehmen Sie sich für diese Übung, die sich auf den ganzen Körper wohltuend und entspannend auswirkt, viel Muße!

Anfangs können Sie die drei Teile auch einzeln üben, bevor Sie sie »zusammensetzen«.

Zum Bauch stehen

Der Bauch führt in unserer westlichen Gesellschaft ein recht stiefmütterliches Dasein. Niemand möchte gerne einen haben. Mit »Bauch« verbinden viele Menschen erst einmal Übergewicht, Diät oder Abnehmen. Ganz anders in östlich-asiatischen Ländern, wo ein Bauch geradezu als chic gilt. Zu einem richtigen Bauchtanz gehört nun mal ein kleiner Bauch, oder etwa nicht?

Partnerübung 13:
Die Bauchenergie aufladen

Bei der intensiven Bauchatmung werden Leber, Lungen und Verdauungsorgane positiv beeinflusst.

Die Raumtemperatur sollte angenehm warm sein. Ihr Partner liegt entweder leicht bekleidet oder mit entblößtem Oberkörper und mit geschlossenen Augen auf dem Rücken. Bei Bedarf können Sie unter seine Kniekehlen auch eine Rolle schieben, so dass sein Rücken flach und bequem auf dem Boden oder Bett ruht. Sie knien zunächst am besten seitlich neben ihm.

1 Beobachten Sie den Atem Ihres Partners und berühren Sie ihn erst, während er ausatmet. Schieben Sie eine Hand unter seinen Rücken im Lendenwirbelbereich und legen Sie die andere Hand auf seinen Bauchnabel. In diese »Sandwich-Haltung« atmet Ihr Partner nun intensiv hinein. Bleiben Sie so lange in dieser Haltung, bis Sie deutlich seinen Atemrhythmus spüren. Soweit Ihnen dies in der Position möglich ist, versuchen Sie, die eigene Atmung mit seiner zu synchronisieren.

»Sandwich-Haltung« nennt man die Position, in der der Bauch Ihres Partners zwischen Ihren Händen ruht.

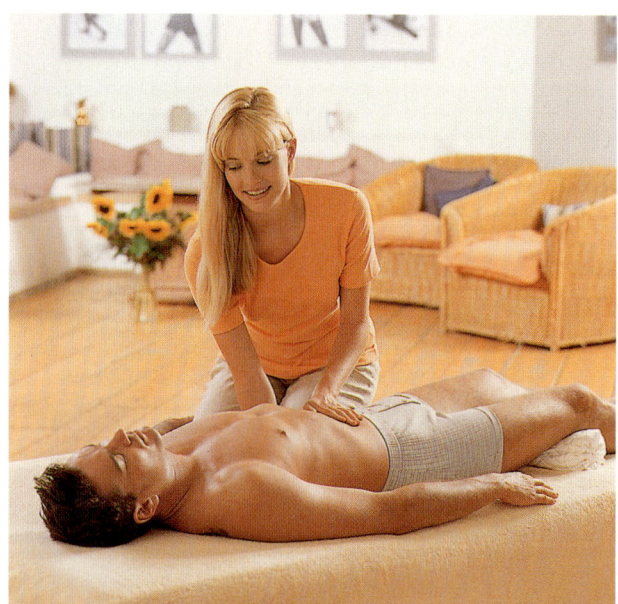

Teil I: Das Hara anheben

2 Wenn Sie so miteinander Kontakt aufgenommen haben, erheben Sie sich und stellen sich mit gespreizten Beinen und gebeugten Knien über Ihren Partner, Ihre Ellenbogen stützen Sie auf den Knien ab. Während Ihr Partner mit abgespreizten Armen daliegt und tief ausatmet, umfassen Sie mit beiden Händen seine Taille, Ihre Finger greifen unter dem Kreuz Ihres Partners ineinander.

3 Mit möglichst geradem Rücken heben Sie sein Hara nun langsam und behutsam an und schaukeln es leicht nach rechts und nach links etwa 10 bis 20 Sekunden lang. Legen Sie sein Hara dann langsam wieder ab.

Sie selbst sollten sich in dieser Position nicht verkrampfen, sondern ruhig weiter ein- und ausatmen. Denken Sie daran, aus Ihrem Hara und Ihrem Herzen, aus Ihrer Liebe zu Ihrem Partner heraus zu wirken. Im Shiatsu heißt diese Übung »das Hara anheben« und ist gut für müde Beine und den unteren Rücken. Durch das leichte Anheben wird das Hara gedehnt und der Lendenwirbelbereich, in dem sich durch die aufrechte Körperhaltung (Schwerkraft) eine Müdigkeit ansammelt, entlastet.

4 Da dieser erste Teil der Übung etwas anstrengend ist, legen Sie die Taille Ihres Partners nach einer Weile sanft ab, richten sich selbst zum Entspannen auf und wiederholen die Übung dann zwei- bis dreimal. Versuchen Sie, in den Pausen mit Ihren Füßen Kontakt zum Körper Ihres Partners zu halten.

Teil II: Das Hara wiegen und den Bauch massieren

5 Knien Sie sich dann neben ihn. Legen Sie beide Hände versetzt übereinander auf seinen Bauch und wiegen Sie sein Hara sanft und gefühlvoll. Schieben Sie es mit den Handballen von sich weg, und holen Sie es mit den Fingerspitzen wieder zu sich her, vergleichbar dem gefühlvollen Kneten von Teig. Unter diesen wellenähnlichen Bewegungen kann sich das Hara entspannen und mit Energie aufladen.

6 Sollte Ihr Partner Bauchschmerzen, Verstopfung, Darmträgheit oder, bei Frauen, Regelstörungen haben, massieren Sie mit beiden Händen in Uhrzeigerrichtung vom Nabel beginnend zuerst quer zur rechten Seite, dann kreisförmig um den Nabel herum. Bei Durchfall massieren Sie in entgegengesetzter Richtung: zuerst quer zur linken Seite, dann kreisförmig im Gegenuhrzeigersinn um den Nabel herum.

Teil III: Bauch und Herz miteinander verbinden

7 Streichen Sie mit beiden Händen abwechselnd die Mittellinie hoch zum Brustkorb und wieder zum Bauchnabel.

Fragen Sie Ihren Partner immer wieder, wie es ihm geht und unterbrechen Sie die Übung sofort, wenn die Schmerzen schlimmer werden.

8 Lassen Sie dann eine Hand auf dem Bauchnabel ruhen und legen Sie Ihre obere Hand mit dem Handballen auf die Mitte des Brustbeins. Massieren Sie mit kreisender Handballenbewegung Shanzhong, das »Meer der Ruhe«. Es wirkt bei Nervosität, Unruhe und innerer Anspannung ausgleichend und beruhigend. Dieser Punkt heißt auch KG 17, weil er der 17. Punkt auf dem Konzeptionsgefäß ist. Er liegt in einer Vertiefung in der Mitte des Brustbeins auf der Höhe der Brustwarzen. Nach der tibetischen Chakrenlehre entspricht KG 17 dem Herz-Chakra, dem Bindeglied zwischen Körper und Geist. Ist das Herz-Chakra offen, können Freude und Liebe fließen. Öffnen Sie es durch sanfte, einfühlsame Akupressur. Sie dürfen diesen Punkt auch gerne küssen und liebkosen. Überhaupt sind leidenschaftliche Küsse, liebevolle Umarmungen oder die eng umschlungene Löffelstellung (ihr Rücken liegt eng an seinem Bauch, beide schlafen auf der Seite) beim Einschlafen natürliche Varianten der Akupressur. Dabei werden ganz von selbst Energiepunkte am Körper ebenso wirkungsvoll wie mit Händen und Fingern stimuliert.

9 Wenn Sie der Versuchung nicht widerstehen können oder wollen, verweilen Sie mit Ihren Küssen am »Meer der Ruhe« und verwöhnen Sie die beiden Ma 17 – Ruzhong (Brustwarzen) und ein Daumenbreit seitlich davon die beiden KS 1 – Tianchi (Himmlischer Teich) mit zärtlich-lustvollem Fingerspiel.

10 Sie haben nun zwei Möglichkeiten: Entweder Sie setzen Ihr begonnenes Liebesspiel fort oder Sie beenden die Übung. Im letzteren Fall streichen Sie mit beiden gespreizten Handflächen abwechselnd die Bauchdecke von oben nach unten aus. Lassen Sie die Hände zum Schluss noch kurz auf dem Bauch Ihres Partners ruhen. Wenn er einatmet, lösen Sie sich langsam von seinem Körper. Geben Sie ihm etwas Zeit, Ihren Berührungen nachzuspüren.

Ma 17

KG 17

KS 1

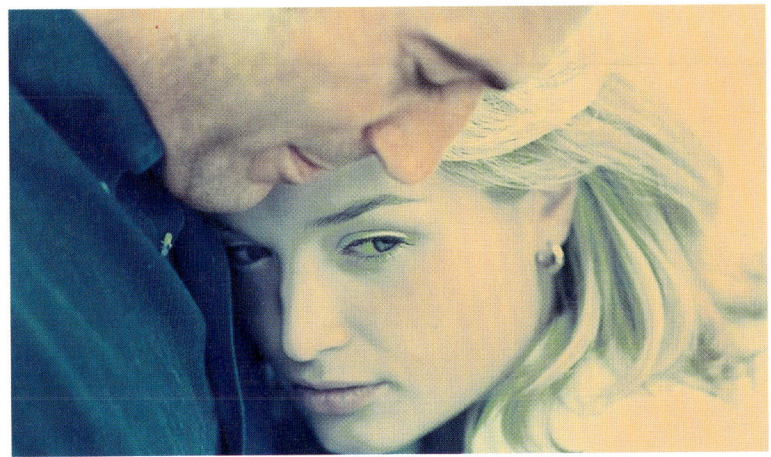

Mit Akupressur befriedigen Sie das Bedürfnis Ihres Partners nach Zärtlichkeit und Geborgenheit.

Wichtige Liebespunkte

In der Mitte des Haras, zwischen Bauchnabel und Schambein, liegen auf dem Konzeptionsgefäß einige Akupressurpunkte, die für das gesundheitliche Wohlbefinden und ein befriedigendes Liebesleben wichtig sind: KG 2 bis KG 6.

Die Hauptpunkte bei Müdigkeit und Schwächezuständen, also bei Energieleere und einem Mangel an Qi, sind

- **KG 4 – Guanyuan** (Tor des Ursprungs-Qi) und
- **KG 6 – Qihai, Dantien** (Meer des Qi oder Meer der Energie; japanisch: Tan Den).

Dantien bildet das Zentrum unserer Lebens- und Liebesenergie. Dantien heißt im Chinesischen »Zinnoberfeld« – Zinnober war eine seltene, teure Farbe – und bezeichnet ein äußerst kostbares Energiefeld im Körper. Der Japaner Ohashi schreibt, dass das Tan Den »all unsere Lebenskraft, einschließlich der Geschlechtslust, produziert. Menschen, die kein glückliches Geschlechtsleben haben, haben Probleme mit der Tan-Den-Zone. (...) Ich habe gefunden, dass Menschen mit einem unbefriedigten Sexualleben einen gespannten Rücken und ein gespanntes Hara haben. Die Hüften, Rücken und Hara müssen weich und elastisch für ein gutes Sexualleben sein.« (→ Partnerübung 22 und 23 für Rücken und Hüften, Seite 112 und 118)

»Liebe gibt nichts als sich selbst und nimmt nichts als von sich selbst.«
Khalil Gibran

Bei Erschöpfung und einem gestörten Energiefluss im Unterbauch und damit verbundenen sexuellen Störungen wie Impotenz, vorzeitiger Samenerguss, Frigidität, ausbleibender Orgasmus stimulieren Sie diese Hara-Punkte durch Akupressur.

Partnerübung 14: Hara-Punkte mit Energie füllen

1 Ihr Partner liegt auf dem Rücken mit geschlossenen Augen. Seine Beine sind ausgestreckt, unter seine Kniekehlen schieben Sie bei Bedarf eine Rolle.

2 Beginnen Sie am KG 6 – Qihai (Meer der Energie), zwei Fingerbreit unterhalb des Nabels. Hier setzen Sie die vier Finger Ihrer Hand auf und gehen nach unten weiter zu den Punkten KG 5, 4, 3, 2 und wieder zurück. Stellen Sie sich vor, Sie würden Klaviertasten auf der Mittellinie des Unterleibes drücken und eine Tonfolge hinauf und hinunter üben. Üben Sie nacheinander jeweils etwa eine halbe Minute lang mit den Fingerkuppen tiefen Druck auf jeden Punkt aus.

3 Vergewissern Sie sich bei Ihrem Partner, ob der Druck spürbar, aber nicht schmerzhaft ist. Wenn Sie den Finger im Uhrzeigersinn drehen, regen Sie einen Punkt und damit den Energiefluss an. Drehen Sie im Gegenuhrzeigersinn, beruhigen Sie ihn und den Energiefluss. Die beste, ausgleichende Wirkung erzielen Sie, wenn Sie die Punkte in beide Richtungen massieren.

4 Sie können die Wirkung zusätzlich verstärken, indem Ihr Partner sich auf die gedrückten Punkte konzentriert und tief in sein Hara hineinatmet.

Achtung: Die Hara-Punkte nicht akupressieren, wenn eine Schwangerschaft vorliegt!

KG 6
KG 5
KG 4
KG 3
KG 2

Die Anziehungskraft der Beine

An jedem Bein verlaufen sechs Meridiane, drei Yin-Meridiane auf der Innen- und Vorderseite und drei Yang-Meridiane auf der Außen-, Vorder- und Rückseite. Durch eine Bein- und Fußmassage regen Sie den Energiefluss in den Meridianen an. Muskeln, Sehnen und Gelenke werden gelockert. Sie stimulieren die Durchblutung, was das Herz trainiert, auf lange Sicht stärkt und entlastet. Und einem entlasteten Herzen bleibt mehr Raum für Gefühle. Oberschenkel, Knie, Knöchel und Füße sind zentrale Zwischenetappen bei einer Beinmassage. Vor allem rund um die Knöchel und auf den Fußsohlen gibt es einige Energiepunkte für das Wohlbefinden.

Erst, wenn wir nicht mehr so sicher auf den Beinen stehen oder gehen, merken wir, wie wichtig unsere Beine und Füsse sind.

Partnerübung 15: Beine massieren und Füße verwöhnen

1 Ihre Partnerin liegt auf dem Rücken und streckt ihre Beine hoch, so dass sie in der Hüfte abknickt und die Beine wie bei der Kerze senkrecht nach oben zeigen. Der ganze untere Rücken bleibt dabei flach auf dem Boden liegen.

2 Knien Sie sich nun so vor Ihre Partnerin hin, dass die Vorderseite Ihrer eigenen Oberschenkel an der Rückseite ihrer Oberschenkel Haut an Haut anliegen und Sie die Lage Ihrer Partnerin dadurch stützen. Dies ist für beide eine optimale und sehr erotische Position, in der Sie wunderbar die Vorderseite der Beine Ihrer Partnerin entlang streichen, bestimmte Punkte akupressieren und auch ihre Knie, Knöchel und Fußsohlen sehr leicht massieren können. Zudem wird die Lendenwirbelsäule Ihrer Partnerin durch die Rückenlage und die hochgestreckten Beine angenehm entlastet, ebenso die Beine, weil das Blut nun Richtung Herz und Kopf fließt.

3 Wenn Sie dann von den Füßen Richtung Oberschenkel massieren, helfen Sie zusätzlich mit, Durchblutung und Kreislauf anzu-

Regelmäßige Akupressur hat eine sehr gute vorbeugende Wirkung gegen Krankheiten.

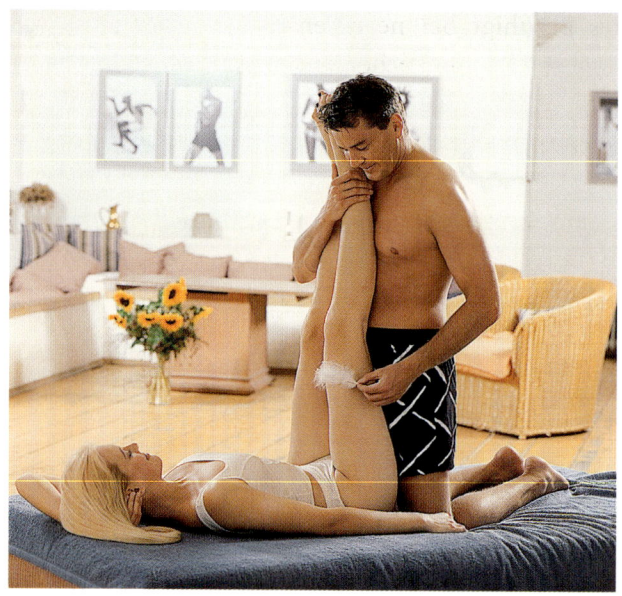

Die Oberschenkel sind besonders empfänglich für Berührungen.

regen. Das Schönste ist, dass Sie beide ziemlich viel Körperkontakt haben und zwar an einem der sinnlichsten Körperteile überhaupt, den Oberschenkeln.

4 Bei dieser Übung an Beinen und Füßen ist an Hand- und Fingergriffen so gut wie alles erlaubt. Sie dürfen sie reiben, streicheln, streichen, kneten, an ihnen ziehen, die Füße mit Gefühl nach unten und zur Seite biegen, die Kniescheiben und Knöchel umkreisen, den Rist auf der Fußoberseite massieren, die Fersen und die Fußsohlen durchwalken, die »Schwimmhäute« zwischen den Zehen mit leichtem Druck massieren, die Fußballen kneifen, die Zehen und die Achillessehne dehnen usw.

5 Nehmen Sie zur Abwechslung mal eine Feder und streichen Sie mit ihr an den Beinen und Füßen entlang. Vielleicht kitzelt es Ihre Partnerin oder es erregt sie. Wenn Ihre Partnerin an den Fußsohlen überempfindlich ist und nicht viel Druck vertragen kann, liegt das womöglich an verkrampften Fußmuskeln. Eine Massage hilft, sie zu entkrampfen und zu entspannen, so dass sie mit der Zeit ihre Empfindlichkeit verlieren.

6 Die folgenden acht Akupressurpunkte liegen alle unterhalb der Kniescheibe, an den Knöcheln und Füßen, sind also gut erreichbar. Drücken Sie den einen oder anderen Punkt gezielt, wenn Ihre Partnerin eine bestimmte Beschwerde hat oder wenn Sie sie einfach nur anregen bzw. beruhigen wollen:

Achtung: Während der Massage/ Akupressur nicht auf Krampfadern drücken!

■ **Ma 36 – Zusanli** (Drei Meilen am Bein, Göttlicher Gleichmut) liegt vier Fingerbreit (drei Cun) unterhalb der Kniescheibe und von da aus ein Fingerbreit (ein Cun) zur Seite. Er stärkt den Körper allgemein und stimuliert das Immunsystem sowie die Sexualkraft. Die Akupressur dieses Punktes beruhigt bei nervösen Magen- und Darmbeschwerden, seelischer Unausgeglichenheit und lindert Bauchweh.

■ **Ma 38 – Tiaokou** (Lange Öffnung) liegt zweieinhalb Handbreit (zehn Fingerbreit) unter der Kniescheibe bei gebeugtem Kniegelenk und ein Fingerbreit seitlich der Schienbeinkante. Er ist der wichtigste Fernpunkt bei Schmerzen im Schulterbereich.

■ **Ma 44 – Neiting** (Innerer Pass) liegt auf dem Fußrücken, zwischen zweiter und dritter Zehe oberhalb des Schwimmhautrandes. Er ist der stärkste schmerzlindernde Fernpunkt und besonders wirksam bei Kopf- und Zahnschmerzen, Fieber und Erkältungskrankheiten.

■ **MP 6 – Sanyinjiao** (Kreuzung der drei Yin-Meridiane) liegt eine Handbreit, also vier Fingerbreit (drei Cun) oberhalb des Innenknöchels an der Hinterkante des Schienbeins. Er ist ein wichtiger Akupressurpunkt bei Frauen- und Männerleiden, bei Erkrankungen der Harnwege und Fortpflanzungsorgane, bei Ischias und Hexenschuss.

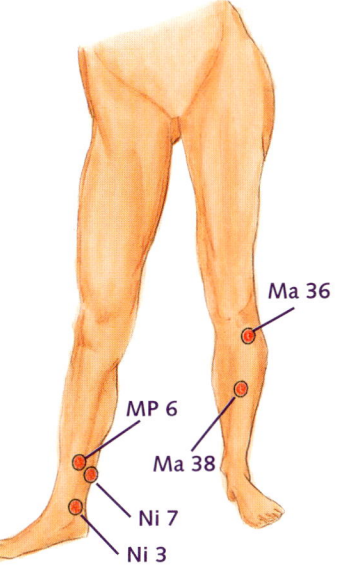

■ **Ni 3 – Taixi** (Großer Wildbach) liegt auf halbem Weg zwischen Innenknöchel und Achillessehne. Er wirkt wie MP 6 bei Zyklusstörungen, Impotenz usw. und auch bei Schlaflosigkeit.

■ **Ni 7 – Fuliu** (Wiederkehr des Flusses) liegt am Vorderrand der Achillessehne, zwei Cun oberhalb von Ni 3. Er ist ein zentraler Tonisierungspunkt, das heißt Kräftigungspunkt der Nieren. Er stärkt das Nieren-Yang und regt die Libido an.

■ **Ni 1 – Yongquan** (Sprudelnde Quelle) liegt in einer Vertiefung auf der Mitte der Fußsohle, zwischen den beiden Fußballen. Er ist ein wichtiger Beruhigungs- und Wiederbelebungspunkt bei Schock, Müdigkeit, körperlicher und geistiger Erschöpfung, seelischer Belastung, Hitzewallungen und Impotenz.

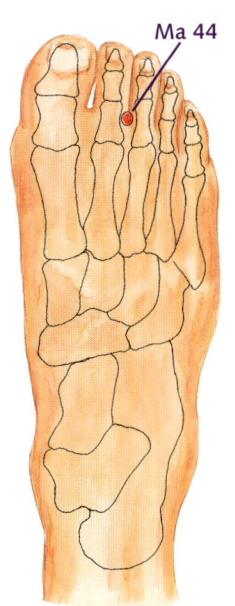

Das Dritte Auge öffnen

» Da das Großhirn ein Nerven- zentrum ist, bildet das dritte Auge eine Art Brennpunkt für die Kopf- und Gesichts- energien. Egal, ob sie wie die Buddhisten daran glauben – oder nicht –, dass dieser Punkt der Sitz der Seele ist. Sie wer- den in jedem Fall feststellen, dass dies ein außerordentlich empfindliches Energiezent- rum ist.«

Gordon Inkeles & Murray Todris

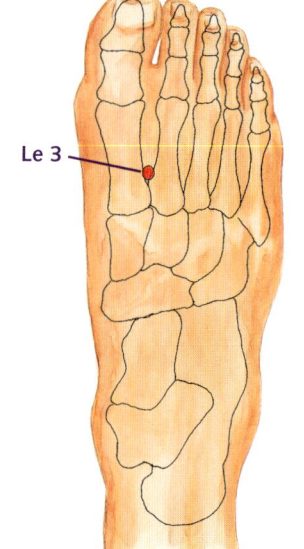

Le 3

■ **Le 3 – Taichong** (Großer Impuls) liegt auf dem Fußrücken in der Furche zwischen der großen und zweiten Zehe. Die Akupressur dieses »Katerpunkts« empfiehlt sich besonders dann, wenn man zu viel getrunken oder zu fett gegessen hat. Er wirkt auch bei Kopf- und Regelschmerzen und beruhigt den Geist bei nervöser, stress- bedingter Anspannung.

7 Zum Abschluss legen Sie die rechte Hand auf die rechte Fuß- sohle und die linke Hand auf die linke Fußsohle. Bleiben Sie eine Weile in dieser Berührung. Nehmen Sie dann langsam beim Aus- atmen Ihrer Partnerin die Hände weg.

Partnerübung 16:
Neue Liebesenergie schöpfen

Diese Übung ist speziell für Paare, die ihre Energie sammeln und zentrieren wollen, um neue Kraft zu schöpfen. Mit jeder be- wussten, sinnlichen Körpererfahrung sind meditative und spiri- tuelle Erfahrungen untrennbar verknüpft. Die äußere Berührung wird zur inneren Berührung und damit echte, intensiv erlebte Kommunikation.

1 Ihr Partner liegt auf dem Rücken, die Beine ausgestreckt. Eine seiner Hände ruht flach auf seinem Bauch unterhalb des Nabels.

2 Das Gesicht Ihrem Partner zugewandt, setzen Sie sich mit Ihrem Gesäß genau unterhalb seiner Hand auf seinen Unterleib. Mit Ihren Fußsohlen stehen Sie seitlich neben seinen Hüften. Ihre Knie sind gebeugt wie in der Sandkastenhocke. Die Hände Ihres Partners umfassen Ihre Knie oder Oberschenkel. Ihre Hände liegen auf seinen (→ Abbildung Seite 96; hier liegen die Hände schon auf KG 17).

3 Mit Ihrer Hüfte bewegen Sie sich nun im Wiegerhythmus gemeinsam mit Unterstützung seiner Hände langsam vor und zurück. Dadurch stimulieren Sie mit Ihren Gesäßbacken und -muskeln einige Hara-Punkte an seinem Unterleib. Ganz von selbst drücken Sie in dieser Position auch Tonisierungspunkte auf seinem Magen-Meridian: Ma 29 – Guilai (Komm zurück) und Ma 30 – Qichong (Impuls der Lebensenergie), die die Liebesenergie und Spannkraft erhöhen. Wiegen Sie sich, solange es Ihnen und Ihrem Partner gefällt.

4 Bleiben Sie mit Ihrem Gesäß in der gleichen Position sitzen, spreizen Sie Ihre Beine und legen Sie Ihre Knie seitlich rechts und links von seinem Körper bequem ab. Hierbei stimulieren Sie von selbst MP 12 – Chongmen (Tor des Impulses) und MP 13 – Fushe (Haus der Fu-Organe). Beide Punkte des Milz-Pankreas-Meridians liegen im Beckenbereich in der Mitte der Leistenbeuge. Der Druck darauf regt die Durchblutung des Beckenbereichs und der Genitalien an.

5 Ihr Partner stellt nun seine Beine angewinkelt auf. Sie legen sich mit Ihrem Oberkörper nach hinten dagegen, so dass seine beiden Knie und Oberschenkel Ihren Rücken stützen. Seine Hände kommen auf der Mitte Ihres Bauches zu liegen. Legen Sie Ihren Oberkörper entspannt zurück, die Arme lassen Sie seitlich herunterhängen. Hierdurch wird Ihr ganzer Vorderkörper samt den Oberschenkeln angenehm gedehnt. Genießen Sie diese Stellung und Dehnung.

KG 24
Lu 2
Lu 1
KG 17
Ma 29
Ma 30
MP 13
MP 12

95

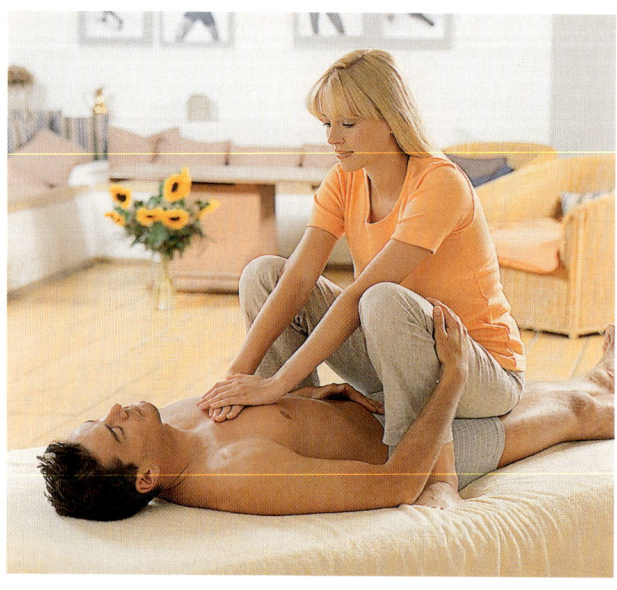

In dieser bequemen Haltung – die Handballen auf KG 17, dem »Meer der Ruhe« – können Sie auch oft Kinder beobachten.

6 Lehnen Sie sich nun mit geradem Rücken nach vorne. Ihre beiden Handflächen legen Sie vorne auf die Schultern Ihres Partners. Setzen Sie Ihr ganzes Körpergewicht ein, wenn Sie seine Schultern dehnen und seine Brust »öffnen«. Üben Sie dabei mit Ihren Handballen Druck aus auf den Anfangspunkt des Lungenmeridians Lu 1 – Zhongfu (Platz der Mitte, Loslassen), der im äußeren Brustbereich drei Fingerbreit unterhalb des Schlüsselbeins liegt. Zhongfu hilft, von Alltagsproblemen und Stress loszulassen. Etwas darüber liegt Lu 2, den Sie beim Dehnen automatisch mitstimulieren.

7 Fühlen Sie, wie auch Ihr Oberkörper durch die Vorwärtsbewegung gedehnt wird, Ihre Rückenmuskulatur sich entspannt. Halten Sie Blickkontakt, atmen Sie tief ein und aus. Wenn Ihr Partner ausatmet, verstärken Sie die Dehnung seiner Schultern etwas.

8 Legen Sie beide Handballen übereinander auf KG 17 – Shanzhong (Meer der Ruhe), also auf sein Herz-Chakra, und üben Sie mit gestreckten Armen leichten Druck darauf aus. Ihr Partner darf nun die Augen schließen und sich Ihnen ganz anvertrauen.

Partnerübung 17:
Das Dritte Auge öffnen

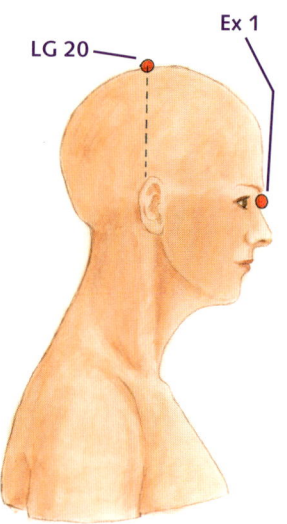

Ex 1
LG 20

1 Bleiben Sie mit den Händen auf der Mitte seines Brustkorbs. Konzentrieren Sie sich auf sein »Drittes Auge« (Ex 1 – Yintang) in der Mitte seiner Stirn zwischen den Augenbrauen und fokussieren Sie es achtsam (→ Kasten Seite 94).

2 Legen Sie sich nun mit Ihrem Oberkörper ganz nach vorne und stützen Sie sich auf Ihre Ellenbogen seitlich seines Kopf ab.

3 Wenn Sie sich danach fühlen, küssen Sie KG 24 – Chengjiang (Nahrhafte Stärkung). Dieser sinnliche Punkt in dem Grübchen zwischen der Mitte seiner Unterlippe und seinem Kinn stärkt die intime Verbundenheit zwischen zwei Menschen. Küssen Sie hingebungsvoll seine beiden Augenlider und als letztes sein Drittes Auge, Ex 1 oder Yintang. Das Dritte Auge ist ein Harmonisierungspunkt, der den Geist klärt, beruhigt und zentriert. Schicken Sie mit dem Kuss Ihre ganze Liebe für Ihren Partner in einem Lichtstrahl gebündelt durch diesen Punkt hindurch. Stellen Sie sich vor, diese leuchtende Liebesenergie zieht durch Stirn und Kopf bis hoch zu seinem Scheitelpunkt LG 20 – Baihui und erfüllt ihn ganz (→ Seite 96).

Kopfschmerzen – Lustkiller Nr. 1

Kopfschmerzen entstehen unter anderem dadurch, dass die Blutgefäße im oberen Körperbereich so verengt sind, dass sie nicht mehr genügend Sauerstoff ins Gehirn transportieren. Das Gehirn leidet an Sauerstoffmangel und reagiert mit Kopfschmerzen. Diese können an ganz unterschiedlichen Stellen auftreten: an der Stirn, am Hinterkopf, an den Schläfen und auf dem Schädeldach. Es gibt rund 165 Formen von Kopfweh und mindestens ebenso viele Ursachen dafür.

»Nach Auffassung der chinesischen Medizin werden Kopfschmerzen durch einen Mangel an Qi und Blut oder durch einen Yang-Überschuss in der Leber verursacht«, erklärt Peijian Shen. Typischerweise sind von Kopfschmerzen solche Menschen besonders stark betroffen, die ihre Pflichten über die Maßen genau nehmen, zu Halsstarrigkeit neigen und ihre Gefühle anstauen, bis der Körper protestiert. Ungelöste, geistig-seelische Konflikte verlagern sich in die Muskelstränge, die dann verkrampfen und hart werden.

Wenn Sie unter Migräne leiden, sollten Sie es auch mal mit Akupressur versuchen.

Migräne kann auch ein Zeichen dafür sein, dass Sie Ärger und Aggressionen zu stark unterdrücken.

Was bei Kopfschmerzen auf jeden Fall hilft, ist entspannen und die Einstellung zum Leben und zur Liebe überdenken. Oft müssen in Beziehungen Kopfschmerzen und Migräne als Ausrede für mangelnde Liebeslust herhalten: »Tut mir leid. Ich habe heute wieder so starke Migräne!« Psychosomatisch orientierte Ärzte vermuten hinter der Migräne gar eine vom Unterleib in den Kopf verschobene Sexualität. Ein Migräneanfall sei vergleichbar einem Orgasmus, einer energetischen Entladung im Kopf.

Überraschen Sie Ihre Partnerin beim nächsten Mal, wenn Sie darüber klagt, mit einer Kopf- und Gesichtsmassage mit Akupressur (→ Partnerübung 18, Seite 99). Die Übung wirkt bei richtig starken Kopfschmerzen schmerzlindernd und bei simulierten sehr entspannend. Sie hilft innere Spannungen aufzulösen und loszulassen.

Entspannt, schmerzfrei und schön

Das bewirkt eine Kopf-, Gesichts- und Ohrmassage mit Akupressur. Jede Erfahrung in unserem Leben bringt einen Energiewandel mit sich, der sich in den Gesichts- und Körpermuskeln niederschlägt. Positive Gefühle öffnen die Augen, die Nase und den Mund, damit mehr sinnliche Eindrücke von der Umgebung aufgenommen werden können. Bei negativen Gefühlen hingegen ziehen sie sich zusammen, um die Welt auszuschließen.

Vielleicht bewirkt eine entspannende Massage auch, dass anschließend ein »entspannendes« Gespräch möglich ist!

An Kopf und Gesicht beginnen und enden so viele Meridiane, dass energetische Blockaden sich hier gut sichtbar niederschlagen. Für die Anwender der Traditionellen Chinesischen Medizin sind Falten und Linien im Gesicht eine Reflektion von Ungleichgewicht im Körper. Dagegen können Sie sich eine »Facial-Harmony«-Behandlung (→ Kasten, Seite 99) von der Kosmetikerin geben lassen. Oder Sie sparen sich das Geld für den nächsten Urlaub und schenken sich und Ihrem Partner einmal in der Woche die folgenden längeren Übungen 18 bis 20 (→ Seite 99 bis 107). Dabei werden der Kopf entlastet, die Nackenmuskeln massiert und gedehnt und über bestimmte Akupressurpunkte Kopf-, Nacken- und Ohrschmerzen gelindert.

»Facial Harmony«

■ ■

… heißt übersetzt »Harmonie im Gesicht« und ist eine Art manuelles »Face-Lifting« durch Gesichtsmassage, die zart und leicht wie ein Streicheln ist. Die sanfte Muskelentspannungstechnik beruht auf der chinesischen Akupunktur und Meridianlehre. Die paarigen Meridiane (→ Seite 54) enden an Händen, Füßen oder Kopf, wo sich auch besonders viele Nervenenden befinden. Deshalb wirken eine Hand-, Fuß- oder Kopfmassage auch so herrlich entspannend und harmonisierend. Sie können also auch Hände und Füße Ihres Partners verwöhnen.

Eine Kopf-, Gesichts- und Ohrmassage wirkt wunderbar entspannend und beruhigend. Sie lockert und strafft die Gesichtszüge – in unserem Gesicht arbeiten immerhin 27 Muskeln – und macht schöner. Das Bindegewebe wird stimuliert, die Blutversorgung verbessert, Abfallstoffe werden ausgeschwemmt und blockierte Energien im Meridiansystem befreit. Die Behandlung des Gesichtes wirkt sich auf das Energiespektrum des gesamten Körpers aus. Die Augen wirken offener, die Haut färbt sich rosiger, und der Gesichtsausdruck lichtet sich. Man sieht jünger, frischer und vitaler aus und fühlt sich attraktiver.

Zur Behandlung des Gesichts können Sie auch eine wohlriechende und erfrischende Creme verwenden.

Partnerübung 18: Kopfhaut und Gesicht massieren

1 Ihre Partnerin liegt – mit oder ohne Kopfschmerzen – auf dem Rücken. Damit Sie auch ihren Hinterkopf massieren können, schieben Sie ein Kissen oder eine Nackenrolle unter ihre Schultern und ihren Nacken. Sie sitzen an ihrem Kopfende. Der Kopf Ihrer Partnerin liegt leicht erhoben zwischen Ihren gespreizten, entweder ausgestreckten oder angewinkelten Beinen.

Sollte sie keine Kopfschmerzen haben, lassen Sie die Akupressur der angeführten Kopfschmerzpunkte einfach weg und massieren Sie Augen-, Stirn-, Schläfen-, Nasen- und Mundpartie wie angegeben.

2 Lockern Sie zuerst die Kopfhaut. Ziehen Sie mit den Fingern wie eine Bürste durch das Haar Ihrer Partnerin. Beginnen Sie am Haaransatz an der Stirn und fahren Sie nach hinten vorsichtig durch die Haare.

3 Ergreifen Sie mit Ihren Händen jeweils ein großes Haarbüschel möglichst nahe der Kopfhaut. Ziehen und halten Sie die Haare für 10 bis 20 Sekunden so fest wie möglich, ohne dass es schmerzt. Vergessen Sie nicht die Haare an ihrem Hinterkopf. Wiederholen Sie das fünfmal immer mit einem anderen Haarbüschel. Dadurch wird die Kopfhaut gelöst und gelockert.

4 Bitten Sie Ihre Partnerin, die Augen zu schließen. Bedecken Sie nun mit Ihren Fingern sanft ihre Augen. Geben Sie ihr Zeit, ruhig zu werden. Warten Sie so lange, bis sie gleichmäßig atmet und die Körperwärme, die Ihre Hände ausstrahlen, deutlich spürt.

Ex 1

3E 23

Ex 2

5 Streichen Sie mit Ihren Handballen ihre Stirn nach jeder Seite mehrmals aus und kreisen Sie sanft auf ihren Schläfen.

6 Streifen Sie mit Zeige- und Mittelfinger mit mittlerem Druck einige Male die Augenbrauen auf jeder Seite von innen nach außen entlang. Akupressieren Sie mit Ihrem Zeigefinger für 30 bis 60 Sekunden jeden der folgenden Kopfschmerzpunkte (→ Abbildung links und Seite 102 links).

■ **Bl 2 – Zanzhu** (Bambusohren). Er liegt am mittleren Ende der Augenbrauen genau oberhalb des inneren Augenwinkels.

■ **Ex 3 – Yuyao** (Fischrücken). Er befindet sich in der Mitte der Augenbrauen.

■ **3E 23 – Sizhukong** (Frei von feinem Bambus). 3E 23 ist am seitlichen Ende der Augenbrauen.

■ **Ex 2 – Taiyang** (Sonnenpunkt). Er liegt in der Schläfenvertiefung ein Fingerbreit seitlich der Augen auf der Höhe der Pupillen. Massieren Sie die Sonnenpunkte auf beiden Seiten gleichzeitig etwa eine halbe Minute lang. Bei seitlichen Kopfschmerzen akupressieren Sie zuerst den Punkt auf der weniger schmerzenden, dann den auf der stärker schmerzenden Stirnseite.

7 Zum Abschluss dieser Augensequenz drücken Sie mit dem Zeige- und Mittelfinger Ex 1 – Yintang (Drittes Auge), auf der Mitte der Stirn zwischen den Augenbrauen. Yintang beruhigt bei Kopfschmerzen im Stirnbereich und klärt die Sinne.

8 Gleiten Sie dann mit dem Zeigefinger auf dem Nasenrücken nach unten und widmen Sie sich der unteren Gesichtshälfte, der Nasen- und Mundpartie: Legen Sie die beiden Zeigefinger auf die »Wasserrinne« zwischen Nase und Mund.

9 Von LG 26 –Renzhong (Mitte eines Menschen) streichen Sie mit vier Fingern jeder Hand die Wangen bis zu den Schläfen hoch, wo Sie die Bewegung mit Kreisen ausklingen lassen.

10 Massieren Sie oberhalb der Lippen sehr sanft, verstärken Sie den Druck auf Wangen und Schläfen. Wiederholen Sie die Schritte 9 und 10 mehrmals.

11 Drücken Sie mit Ihren Daumen Di 20 – Yingxiang (Empfangen der Wohlgerüche) neben dem unteren Rand der Nasenflügel. Di 20 macht die Nase und die Nebenhöhlen frei.

12 Von diesen Punkten aus streichen Sie die »Lachfalten« zur Seite in Richtung Ohrläppchen aus.

13 Fassen Sie nun mit drei Fingern jeder Hand an die Kinnspitze, die beiden Daumen liegen dabei auf KG 24 – Chengjiang (Nahrhafte Stärkung), und streichen Sie mit mittlerem Druck entlang des Unterkiefers, umrunden Sie die Ohren von vorne nach hinten und kommen Sie wieder zur Kinnspitze zurück.

14 Abschließend umfassen Sie mit einer Handfläche das Kinn und stimulieren Sie mit dem Daumen KG 24 in der Mitte zwischen der Unterlippe und dem Kinnvorsprung. Chengjiang hilft bei Kopf- und Zahnschmerzen. Außerdem stärkt dieser sinnliche Punkt die intime Verbundenheit zwischen zwei Menschen. Küssen Sie ihn,

Am Anfang können Sie die Punkte auch nacheinander massieren. Mit mehr Übung fällt es Ihnen dann leichter, beide gleichzeitig zu behandeln.

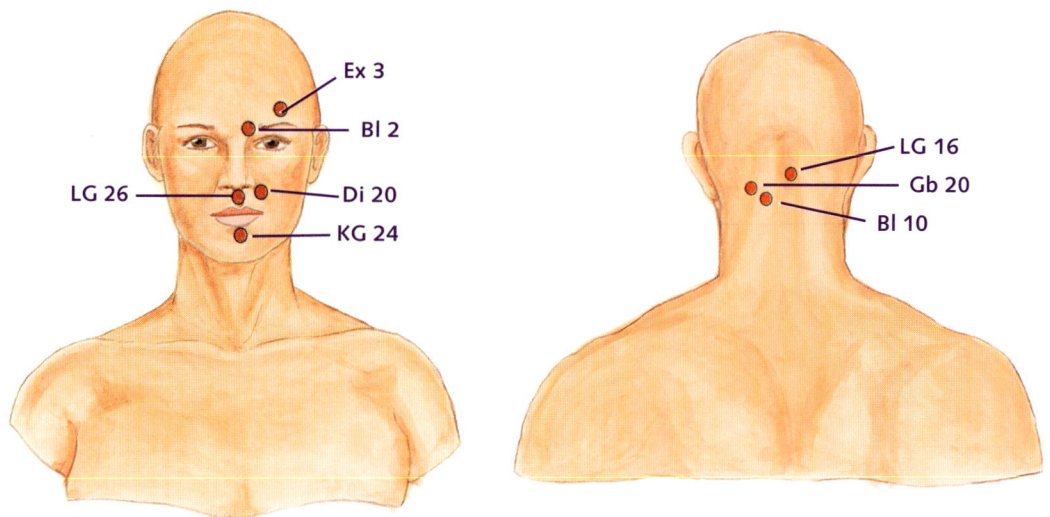

wenn Ihnen danach zumute ist. Umgekehrt kann auch Ihre Partnerin bei Ihnen diesen Punkt küssen.

Wenn Sie jetzt noch Zeit und Lust haben, machen Sie weiter mit Übung 19.

Partnerübung 19:
Kopf und Nacken dehnen

Haben Sie Geduld – es dauert, bis Ihre Partnerin ihren Kopf entspannen wird.

1 Für diese Übung liegt Ihre Partnerin flach auf dem Rücken ohne Kissen oder Nackenrolle.

2 Schieben Sie Ihre Hände unter den Hinterkopf Ihrer Partnerin und machen Sie einen Schalengriff, so dass sie sicher in Ihrer Handkuhle ruhen und sich darin entspannen kann.

3 Drehen Sie langsam und behutsam ihren Kopf nach rechts und dann nach links, dreimal auf jede Seite. Üben Sie dabei mit Ihren Daumen Druck auf Gb 20 – Fengchi (Windteich oder Tore des Bewusstseins) direkt unterhalb der Schädelbasis auf der Höhe der Ohrläppchen aus.

4 Lassen Sie dann den Kopf in eine Ihrer Handflächen gleiten. Mit der anderen Hand setzen Sie zwischen ihren Schulterblättern an und streichen entlang des Nackens mit festem, sicherem Druck in Richtung Schädelbasis hoch. Wechseln Sie die Hände dabei immer ab. Diese für Ihre Partnerin sehr entspannende Bewegung wiederholen Sie mehrmals.

5 Stimulieren Sie nun den Blasenmeridian, der zu beiden Seiten der Wirbelsäule im Nacken verläuft. Die Blasenpunkte liegen auf den Muskelsträngen im Nackenbereich ein Fingerbreit rechts und links von der Wirbelsäule. Drücken Sie mit dem Zeigefinger Bl 10 – Tianzhu (Himmlische Säule), der bei Druckgefühl im Hinterkopf, bei Stress und Erschöpfung hilft.

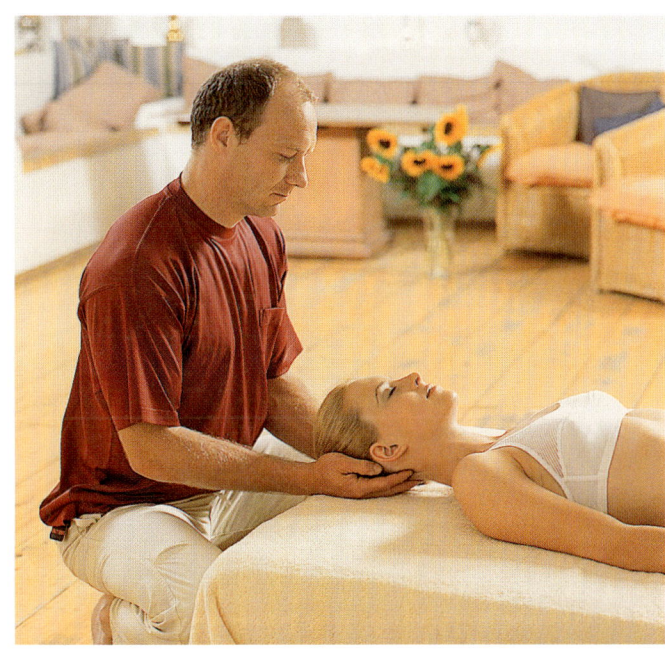

Den Kopf ganz schwer werden lassen, ist äußerst entspannend.

6 Bearbeiten Sie anschließend den Lenkergefäß-Meridian in der Mittellinie, der auch die Wirbelsäule begradigen hilft. Streichen Sie mit dem Mittelfinger an ihm entlang bis zu LG 16 – Fengfu (Windvilla) –, in der Vertiefung zu beiden Seiten der Schädelbasis. LG 16 macht die Nase und den Kopf frei und lindert außerdem Kopfschmerzen.

7 Legen Sie Ihre Fingerspitzen oberhalb der Ohrmuschel an und treffen Sie sich mit den Daumen dann auf dem Scheitelpunkt des Kopfes, am LG 20 – Baihui (»Hundert Zusammenkünfte«), der in einer Vertiefung liegt. LG 20 klärt das Gehirn und beruhigt den Geist des Behandelten.

LG 20

103

8 Wenn Ihre Partnerin keine schwerwiegenderen Hals- bzw. Nackenprobleme hat, heben Sie nun ihren Kopf mit beiden Händen an und beugen ihn langsam so weit wie möglich nach vorne in Richtung Brust. Wenn Sie einen Widerstand spüren, sollten Sie den Kopf nicht weiter beugen, sondern in dieser Position ruhig halten und ihn dann langsam wieder ablegen. Wiederholen Sie diese Bewegung, sofern sie Ihrer Partnerin angenehm ist und keine Schmerzen verursacht, mehrmals.

9 Zum Abschluss dehnen Sie den Hals in horizontaler Linie zur Unterlage. Umfassen Sie mit dem »Tigermaulgriff« aus dem Shiatsu die Halsseiten: Dabei ist die Handhaltung so, dass es zwischen dem Daumen und den restlichen Fingern der Hand eine Öffnung gibt, die von der Seite wie ein geöffnetes Tigermaul aussieht. Vier Finger jeder Hand greifen nach unten an die Halsrückseiten, die Daumen liegen oben und zeigen zu den Schlüsselbeinen, die Handballen befinden sich unter dem Unterkiefer. Ziehen Sie sanft mit gestreckten Armen, wobei Sie sich mit geradem Rücken zurücklehnen. Dehnen Sie den Nacken drei Mal. Dabei nicht die Ohren umknicken.

Ma 44

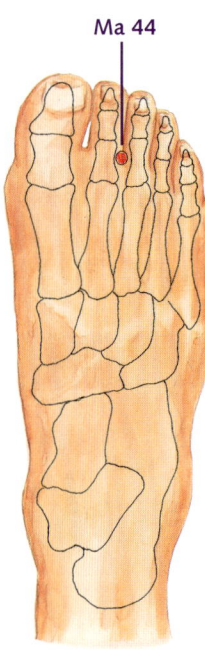

10 Legen Sie den Kopf behutsam ab. Geben Sie Ihrer Partnerin ausreichend Zeit, Ihrer wohltuenden Berührung und Dehnung nachzuspüren.

Folgende Fernpunkte bei Kopfschmerzen können Sie noch behandeln. An der Hand bzw. am Arm:

- **Di 4 – Hegu** (Geschlossenes Tal) (→ Seite 61).
- **Dü 3 – Houxi** (Hinterer Bach) (→ Seite 65/66).

Am Fuß bzw. am Bein können Sie diese Punkte mit Akupressur behandeln:

- **Ma 44 – Neiting** (Innere Halle) (→ Seite 64).
- **Bl 60 – Kunlun** (Kunlun-Gebirge) liegt hinter dem Außenknöchel in der Vertiefung vor der Achillessehne. Der Kunlun-Berg heißt im chinesischen Volksglauben der »Heilige Berg«.

Kunlun hat eine besonders starke Fernwirkung auf den Hinterkopf, vor allem bei Kopfschmerzen, und die Nackengegend (→ Seite 123).

Die Ohren – Öffnungen der Nieren

Die chinesische Medizin betrachtet die Ohren als Öffnungen zu den Nieren. Beide sind Ausdruck der Vitalität, der Lebens- und Sexualkraft. Ohrprobleme können deshalb auch auf eine Schwäche der Nieren hindeuten (→ Partnerübung 7, Seite 52). Die Ohren spiegeln wie die Nase oder die Füße ein verkleinertes Abbild des gesamten menschlichen Organismus wider. Der Franzose Dr. Paul Nogier, der die Ohrakupunktur (Aurikulotherapie) begründete, stellte sich die Ohrmuschel als einen umgedrehten Embryo vor. Am Ohr gibt es etwas mehr als 100 dicht beieinander liegende Akupunktur- bzw. Akupressurpunkte, über die man die ihnen zugeordneten Organe beeinflussen kann. Sie brauchen nicht alle diese Punkte kennen, denn dazu bedarf es eines intensiven Studiums. Bereits durch eine intensive Massage der Ohrmuschel stimulieren Sie wirkungsvoll den ganzen Körper.

Wie gut es Ihren Nieren und Ohren geht, so gut geht es Ihnen!

Partnerübung 20: Ohren massieren und akupressieren

Wenn Sie zum ersten Mal Ohren massieren, nehmen Sie sich zuerst eines vor. Nach einiger Übung können Sie auch beide Ohren gleichzeitig behandeln.

1 Ihre Partnerin liegt mit geschlossenen Augen auf dem Rücken. Sie sitzen oder knien an ihrem Kopfende.

2 Bedecken Sie zuerst beide Ohren mit Ihren Handflächen, um sie mit Ihrer Berührung vertraut zu machen.

3 Beginnen Sie dann mit der Massage: Ziehen Sie das Ohr sanft mit Daumen und Zeigefinger nach vorne und klopfen Sie seine Hinterseite mit dem Zeigefinger leicht von oben nach unten ab.

4 Ziehen Sie das Ohr nach oben und drücken Sie es dabei dicht an den Kopf. Dann ziehen Sie den schmalen Teil des Ohrs vom Kopf weg. Massieren Sie die ganze Ohrmuschel kräftig.

Das Ohr wird oft auch als verkleinertes Abbild des ganzen Menschen gesehen.

105

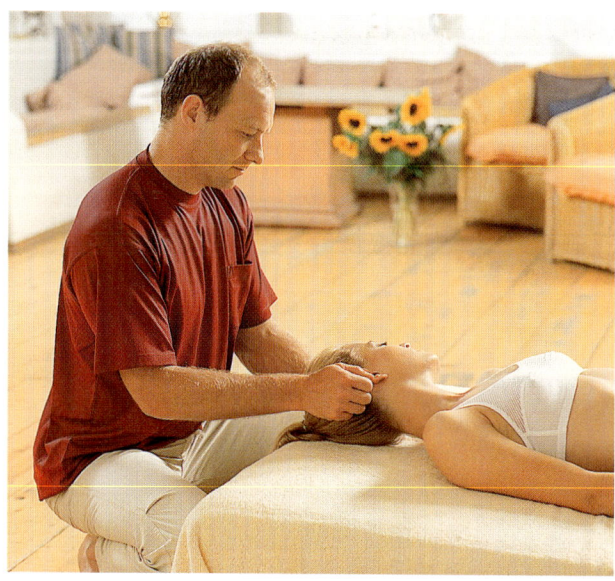

5 Bei Hörschäden oder Ohrrauschen üben Sie mit dem kleinen Finger leichten Druck auf 3E 17 – Yifeng (Schutzschirm gegen den Wind) aus. Yifeng liegt hinter dem unteren Rand des Ohrläppchens in einer Vertiefung.

6 Stecken Sie nun Ihre kleinen Finger vorsichtig – bitte nur mit kurz geschnittenen Fingernägeln – in das Ohr und dehnen Sie die Öffnung in alle Richtungen. Sie dürfen auch gerne Ihre Zunge zu Hilfe nehmen. Experimentieren Sie mit ihr: Tasten Sie das Ohr ab, erkunden Sie es, lecken und knabbern Sie daran …

Das Massieren von Point Bosch kann ungeahnte sinnliche Folgen haben.

7 Wenn das Ihre Partnerin zu stark erregt haben sollte, drücken Sie mit Ihrem kleinen Finger Ohrpunkt 55 – Ohr-Shenmen (Tor des Geistes) in der oberen dreieckigen Vertiefung (Fossa triangularis). Shenmen ist ein allgemein wirksamer beruhigender und schmerzlindernder Punkt.

Eine kleine Gewissensfrage, die Sie sich beide während des Akupressierens von Shenmen im Stillen stellen könnten: Fehlt es Ihnen prinzipiell an körperlicher und/oder seelischer Harmonie mit Ihrem Partner oder Ihrer Partnerin? Die Medizin spricht in diesem Fall von »Dyspareunie«. Wenn Sie sich die Frage mit »Ja« beantworten, hilft Ihnen vielleicht ein Akupressurpunkt namens Point Bosch – so benannt von Dr. Paul Nogier nach dem Gemälde »Der Garten der Lüste« des Malers Hieronymus Bosch, das im Prado von Madrid hängt. Auf diesem Bild gibt es ein Teufelchen, das mit einer Lanze genau diese Stelle am Ohr

Ohrpunkt 55

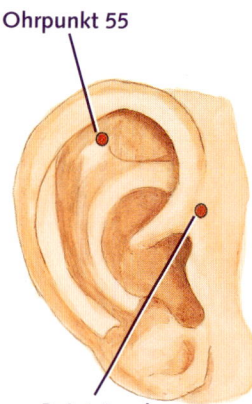

Point Bosch

3E 17

durchbohrt. Dieser Extrapunkt wirkt auf die Geschlechtsorgane ein und wird nicht nur bei mangelnder körperlich-sexueller Harmonie, sondern auch bei Sexualneurosen, Impotenz und Migräne angewendet. Stimulieren Sie Bosch bei Bedarf durch Massage von Zeigefinger und Daumen.

8 Abschließend stecken Sie Ihre Zeigefinger vorsichtig und langsam in beide Ohrhöhlen Ihrer Partnerin. Dadurch schirmen Sie sie von allen Außengeräuschen ab. Was sie nun hört – oft eine Art leichtes Rauschen oder ein Geräusch wie von einem Wasserfall – stammt von ihrem eigenen Körper. Mit geschlossenen Augen und verschlossenen Ohren gelingt es Ihrer Partnerin am besten, in sich selbst hineinzusehen und hineinzulauschen. Geben Sie ihr genügend Zeit, ein Gespür für ihren Körper zu entwickeln.

Akupressur gegen Allergien

Frühlingszeit: Sie spazieren mit Ihrem Liebsten bei herrlichem Sonnenschein durch die erwachende Natur, freuen sich an den frischen Farben der ersten Blumen und sprießenden Bäume. Lustvoll saugen Sie die Düfte und Wohlgerüche auf, die in der Luft hängen. Da – auf einmal juckt's und kribbelt's in der Nase. Sie kennen es bereits, alljährlich erleben Sie es aufs Neue, diese lästige, allergische Reaktion auf Pollen und Blütenstaub, verbunden mit starkem Niesreiz, tränenden Augen und laufender Nase. Bereits jeder vierte Mensch leidet heutzutage unter einer Allergie – Tendenz steigend. Alle Allergien entstehen durch die gleiche (Fehl-)Reaktion des Körpers: Das Abwehrsystem läuft »blind« Amok und greift alle möglichen Stoffe an, auch wenn sie dem Körper überhaupt nicht schaden könnten. Das Hormon Histamin fungiert in diesem »Kleinkrieg« als Botenstoff und löst die typischen Symptome, wie Schwellung der Schleimhäute, Sekretproduktion und Verengung der Bronchien aus. Wissen Sie, dass es ein paar Akupressurpunkte gibt, die Sie in einer solchen Situation gezielt drücken können?

Bei einer Allergie produziert das Immunsystem zu viele Abwehrstoffe gegen an sich harmlose Stoffe.

Partnerübung 21:
Akupressur bei Heuschnupfen

Bei schweren Allergien sollten Sie auf jeden Fall einen Arzt aufsuchen.

1 Setzen Sie sich auf eine Parkbank oder legen Sie sich ins Gras, den Hinterkopf in den Schoß Ihres Liebsten und schließen Sie die juckenden Augen. Auf der Abbildung (→ Seite 109) findet Ihr Partner die Punkte, die, bis auf den Fernpunkt an der Hand, alle im Gesicht liegen. Sie werden feststellen, dass diese Behandlung ebenso angenehm ist wie eine Gesichtsmassage (→ Partnerübung 18, Seite 99):

■ **Bl 1 – Jingming** (Leuchtende Augen). Die zwei Blasenpunkte befinden sich seitlich der Nase, an der Stelle, wo die Brille aufsitzt. Beide gleichzeitig mit einem kräftigen Druck pressen und etwa eine Minute lang nach oben massieren.

■ **Bl 2 – Zanzhu** (Bambusohren). Die zwei Blasenpunkte sind rechts und links der Nasenwurzel, am Beginn der Augenbrauen. Beide mit sanftem Druck pressen und etwa eine Minute nach oben massieren.

■ **Ex 1 – Yintang** (Drittes Auge). Dieser einzelne Punkt liegt zwischen den Augenbrauen, auf der Mitte der Nasenwurzel. Drücken und nach unten massieren.

Bevor Sie den Sommer in den eigenen vier Wänden verbringen müssen, behandeln Sie Ihren Heuschnupfen lieber vorbeugend mit Akupressur.

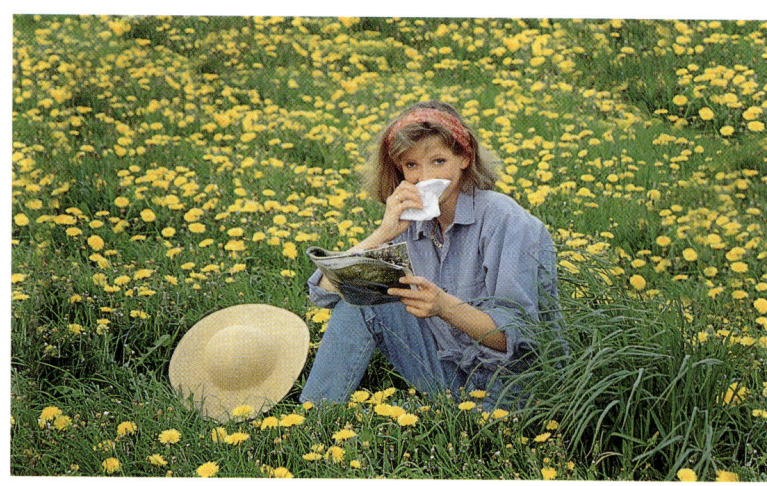

■ **Di 19 – Nasen-Heliao** (Kellerloch des Getreides). Er befindet sich am unteren Nasenrand unterhalb der Nasenlöcher. Nach oben massieren.

■ **Di 20 – Yingxiang** (Empfangen der Wohlgerüche, Willkommensduft). Er liegt seitlich der Nasenflügel. Nach oben massieren.

■ **LG 26 – Renzhong** (Mitte der Oberlippe, Mitte eines Menschen). Ihn finden Sie in der Senke zwischen Nase und Oberlippe. Etwa eine Minute akupressieren.

■ **Ma 3 – Juliao** (Schönheit des Antlitzes). Er liegt am unteren Rand des Joch-, Wangenbeins genau unterhalb der Pupille. Kreisend massieren.

■ **Di 4 – Hegu** (Geschlossenes Tal). Er ist der einzige Fernpunkt an der Hand und liegt in der Mitte des Muskels zwischen Daumen und Zeigefinger.

2 Diesen bewährten Anti-Schmerzpunkt kann die Behandelte selbst an ihrer Hand drücken, während ihr Liebster die Punkte in ihrem Gesicht einfühlsam drückt und zwar am besten mehrmals täglich, wenn der Niesreiz übermächtig wird. Andernfalls können Sie sich bei einer Allergieattacke natürlich auch selbst behandeln. Es müssen nicht alle Punkte stimuliert werden, in der Regel genügen bereits zwei oder drei der Punkte.

Heuschnupfen natürlich behandeln

Die beiden Ärzte Maren Killmann und Wolfram Stör schreiben in ihrem Buch »Heuschnupfen natürlich behandeln«: »Gegen den Heuschnupfen können zur Blütezeit vorbeugend drei Behandlungen mehrerer Punkte im Gesicht vorgenommen werden. So kann ein beginnender Schnupfen abgefangen und auch eine sich zusätzlich entwickelnde Nasennebenhöhlen-, Stirn- oder Kieferhöhlenentzündung verhindert werden.«

Partnerübungen auf der Rückenseite (Yang)

In den bisherigen Übungen haben wir der Körper-vorderseite (Yin) viel Beachtung geschenkt. Widmen wir uns nun der ebenso wichtigen Körperrückseite (Yang). Sie können sich von Ihrem Partner an Schultern, Rücken, Hüften oder Po massieren und verwöhnen lassen.

»Es kommt nicht so sehr auf den Liebesakt selbst an, als auf das zärtliche Miteinander am Tag und in der Nacht.«
Honoré de Balzac

Ein schöner Rücken kann nicht nur entzücken, sondern bereitet oft auch Schmerzen.

Verspannungen an Nacken und Schultern lösen

Eine alltägliche Situation: Ihre Partnerin kommt nach Hause und klagt über Nacken- und Schulterschmerzen. Den ganzen Tag lang Schreibtischarbeit, am Bildschirm sitzen und tippen, zusammen-gesunkene Körperhaltung, kaum tief durchatmen können – all das schlägt sich über kurz oder lang auch auf die Schultern nieder. Oder: Der kleine Sohnemann wird immer größer und schwerer und quengelt ganz gehörig, wenn Mami ihn nicht ständig auf dem Arm mit sich herumträgt, damit er ja alles mitbekommt. Bei die-sem ständigen Druck verhärten selbst die zartesten Muskeln. Und wer verspannte Muskeln an Nacken und Schultern hat, den quälen meist auch Kopfschmerzen (→ Seite 97ff.).

Bewegung und Sport helfen auch gegen verspannte Schultern.

Wer so stark beansprucht wird und solch schwere Last und Ver-antwortung tagein tagaus auf seinen Schultern trägt, der ist für jeden entlastenden Handgriff und jede beruhigende Berührung dankbar. Erweisen Sie Ihrer Partnerin diesen Liebesdienst und nehmen Sie sich für ihre Schultern und ihren Nacken 10 bis 15 Minuten Zeit. Sie brauchen nur Stuhl, Tisch, Kissen und willige, liebevolle Hände. Nach einer kurzen Entspannungsmassage, die Sie sich auch gegenseitig geben können, fällt die gemeinsame Zubereitung einer Mahlzeit und das Gespräch über den Tag auch viel leichter.

Einstimmung auf die Akupressur

Um sich vom eventuell vorhandenen Hungergefühl abzulenken und es abzuschwächen, massieren Sie an sich selbst – am besten in Rückenlage – KG 12 – Zhongwan (→ Seite 72), in der Mitte des Bauches zwischen Nabel und Basis des Brustbeins. Drücken Sie diesen Punkt mit den Handballen mit kreisender Bewegung – »Rou« heißt diese chinesische Massagetechnik – etwa eine halbe Minute lang, zuerst im Uhrzeigersinn, dann entgegengesetzt. Zhongwan harmonisiert den Magen und emotionellen Stress. Zusätzlich können Sie noch Lu 1 – Zhongfu (→ Seite 61), drei Fingerbreit unterhalb des Schlüsselbeins im äußeren Brustbereich

Nehmen Sie sich Zeit für die Zweisamkeit und »entdecken« Sie die Langsamkeit, wenn Sie abends nach Hause kommen.

Der steife Hals aus »chinesischer« Sicht

■ ■

Peijian Shen führt in seinem Buch »Chinesische Heilmassage« folgende Erklärungen an: »In der chinesischen Medizin gilt ein steifer Hals als Symptom für das Eindringen von Wind und Kälte in die Meridiane, was zu Verspannungen in Muskeln und Sehnen sowie einem Ungleichgewicht des Qi-Blut-Flusses in der Halsregion führt. (...) Nach Auffassung der chinesischen Medizin werden Schulterschmerzen durch eine Gewebeverletzung, das Eindringen von Kälte und Feuchtigkeit oder eine Hormonstörung hervorgerufen. Sie können auch durch Unsicherheit und Schwäche oder einen Mangel an Qi und Blut verursacht werden. In der chinesischen Medizin wird diese Art von Schulterschmerzen als ›Schulterschmerzen der Fünfziger‹ bezeichnet, da sie häufig in mittleren Lebensjahren auftreten.«

Stimmen Sie sich mit sanfter Musik und wohltuenden Düften auf die Massage ein.

stimulieren, zuerst auf der einen, dann auf der anderen Seite. Zhongfu besänftigt ein gereiztes Gemüt und hilft loszulassen.

Nun sind Sie startklar für den Liebesdienst. Alle Nahpunkte für diese Übung finden Sie am oberen Rücken und Hinterkopf Ihrer Partnerin. Arbeiten Sie mit beiden Händen und stimulieren Sie jedes Punktepaar gleichzeitig.

Partnerübung 22: Schulterverspannungen lösen

Schulterverspannungen gehören zu den häufigsten Leiden von Menschen, die den ganzen Tag am Schreibtisch sitzen.

Gallenblasen-, Blasen-, Dünndarm- und Dreifach-Erwärmer-Meridian durchlaufen Hals, Schultern, Schulterblätter und Nacken. Verspannungen in Hals und Schultern entstehen meistens durch geistige Belastung und Stress, die auf diese Meridiane einwirken. Deshalb werden die Punkte auf ihnen akupressiert, sowohl die Nahpunkte an den schmerzenden und verspannten Stellen, als auch die Fernpunkte an den Beinen (→ Seite 122) und Händen .

1 Ihre Partnerin sitzt rittlings auf einem Stuhl. Kopf und Oberkörper liegen entweder bequem auf einem Kissen über der Stuhllehne oder auf einem Tisch.

2 Schließen Sie Ihre Hände zu Fäusten und klopfen Sie leicht und locker aus dem Handgelenk heraus (ganz wichtig!) nacheinander beide Schultern und Oberarme Ihrer Partnerin ab. Klopfen Sie weiter bis hoch zum Nackenansatz.

3 Auf dem Trapezmuskel, der vom Nacken über die Schultern

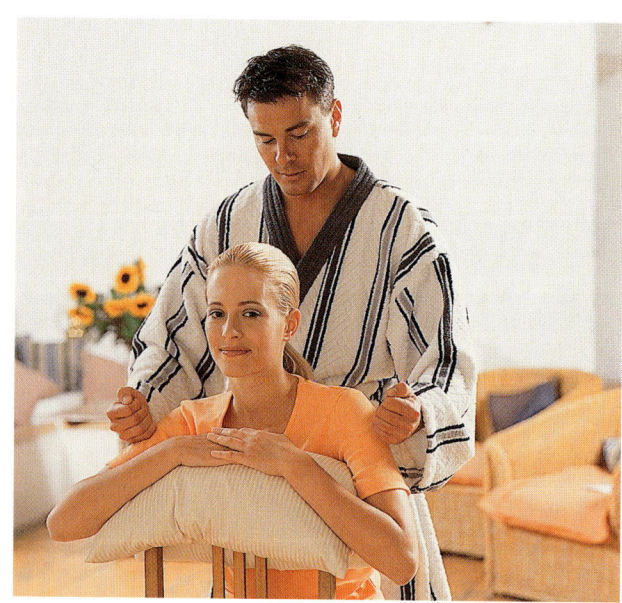

zum Schlüsselbein zieht, wenden Sie den »Sägegriff« an: Reiben Sie mit den Handkanten beider Hände im Zickzack hin und her – so, als ob Sie sägen wollten.

4 Danach walken Sie Schultern und Oberarme leicht durch. Schieben Sie dabei mit mittlerem Druck Ihre Daumen und Handflächen auf der Hautoberfläche hin und her. »Tui« – so heißt diese chinesische Massagetechnik des »Schiebens« – wirkt bis tief ins Unterhautgewebe und entspannt Muskeln und Sehnen. Durch das schiebende Massieren stimulieren Sie automatisch die Schulterentspannungspunkte des Dünndarm-Meridians Dü 9 bis Dü 15 (→ Seite 65 und 66).

5 Streichen Sie nun großflächig über die Schulterpartie. Wenn Sie dabei verhärtete Muskeln unter der Haut spüren, bearbeiten Sie diese intensiver mit kreisender Bewegung.

6 Wichtige Akupressurpunkte bei Muskelverspannungen, steifem Nacken und Schulterschmerzen sind:

■ **3E 15 – Tianliao** (Himmlische Verjüngung). Er liegt auf der linken und rechten Körperhälfte, jeweils in einer Vertiefung gleich über der Oberkante der Schulterblätter.

■ **Di 15 – Jianyu** (Schulterschlüsselbein). Das Paar befindet sich mitten auf der Schulter, am vorderen Rand der Schulterpfanne.

■ **Gb 21 – Jianjing** (Schulterquelle, Brunnen in der Schulter). Die beiden Punkte liegen auf dem höchsten Punkt des Nacken-Schulter-Muskels, dem Trapezmuskel.

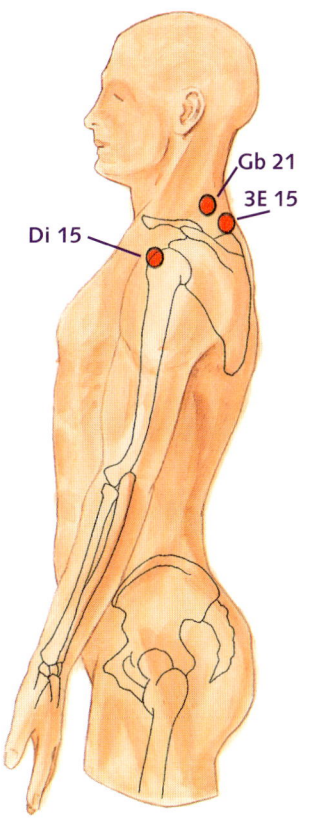

Akupressieren Sie jedes Punktepaar etwa eine Minute lang. Üben Sie auf Gb 21 mit den Daumen senkrecht von oben Druck aus. Verstärken Sie »An« – so lautet die chinesische Technik des »Drückens« von Punkten – etwas, wenn Sie spüren, dass der Punkt unter der Massage nachgibt und sich lockert. Gb 21 ist ein ziemlich druckempfindlicher Punkt, der anfangs schmerzen kann. Je länger Sie den Punkt aber gedrückt halten, umso mehr lässt er nach und entspannt sich.

7 Um den Druck zu intensivieren, können Sie bei hart verspannten Schultermuskeln statt der Daumen auch beide leicht gebeugten Ellenbogen zu Hilfe nehmen. Legen Sie dazu Ihre ausge-

Sie können die einzelnen Schritte auch öfter wiederholen, wenn es Ihrer Partnerin gut tut.

streckten Arme über die Schultern Ihrer Partnerin, so dass Ihre Ellenbogen auf Gb 21 zu liegen kommen. Gegen Ihre Partnerin gelehnt, können Sie den Druck Ihrer Ellenbogen variieren, indem Sie Ihre Arme mehr oder weniger beugen bzw. strecken. Üben Sie dabei vorsichtig senkrechten Druck mit Ihrem ganzen Körpergewicht aus.

Achtung: Nicht mit spitzen Ellenbogen akupressieren und bei schwangeren Frauen keine Ellenbogen einsetzen!

8 Nun suchen Sie noch zwei Punktepaare am Nacken auf, die Spannungen abbauen helfen und gleichzeitig so wohltuend wirken, dass sie die Sinne öffnen und die Sinnlichkeit steigern:

- **Gb 20 – Fengchi** (Windteich oder Tore des Bewusstseins) liegt direkt unterhalb der Schädelbasis.
- **Bl 10 –Tianzhu** (Himmlische Säule), ein Zentimeter unterhalb der Schädelbasis auf den Muskelsträngen, ein Fingerbreit zu beiden Seiten der Wirbelsäule.

9 Stimulieren Sie Fengchi und Tianzhu gleichzeitig kräftig mit den Fingerkuppen von Zeige- und Mittelfinger auf jeder Seite. Ihre Partnerin kann die Wirkung zusätzlich unterstützen, indem sie sich mit aufrechtem Kopf gegen Ihre Fingerkuppen nach hinten lehnt. Stabilisieren Sie währenddessen ihren Rücken mit Ihrem Bauch.

10 Zum Abschluss drücken Sie noch mit der Daumenkuppe einer Hand den einzelnen Punkt LG 16 – Fengfu (Windvilla) in der Mitte des Hinterkopfes in der großen Vertiefung unter der Schädelbasis. Dieser Punkt entspannt und beruhigt den Geist und das zentrale Nervensystem. Er liegt etwa auf gleicher Höhe wie Ex 1,Yintang oder Drittes Auge (→ Seite 109), vorne in der Stirnmitte und steigert ebenso die sinnliche Wahrnehmung. Legen Sie gleichzeitig den Zeigefinger der anderen

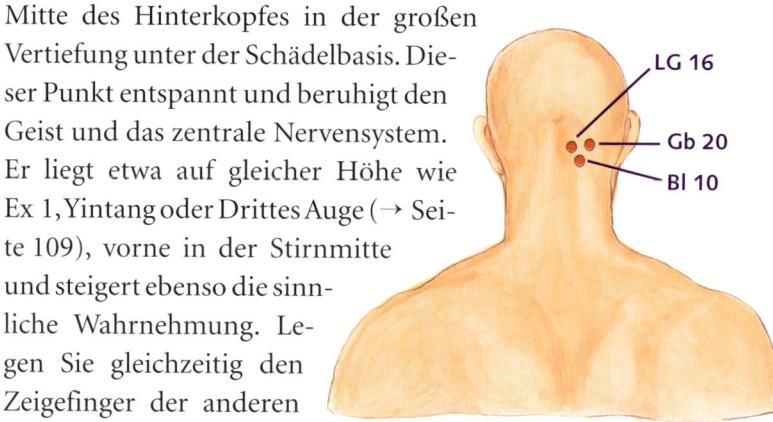

LG 16

Gb 20

Bl 10

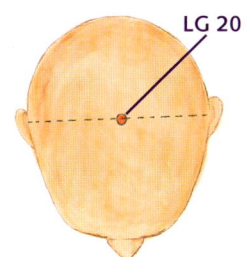

Hand auf den Scheitelpunkt LG 20 – Baihui (Hundert Zusammenkünfte). Halten Sie beide Punkte auf dem Lenkergefäß-Meridian 10 bis 20 Sekunden lang gedrückt. Das entspannt die Kopfhaut und beruhigt bei körperlicher und geistiger Anspannung. Geben Sie Ihrer Partnerin ausreichend Zeit, Ihrer Berührung nachzuspüren.

Fernpunkte bei verspannten Schultern

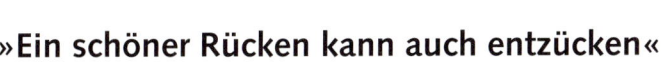

Der wichtigste Fernpunkt für Schulter und Schultergelenk am Bein ist Ma 38 – Tiaokou (Lange Öffnung). Er liegt zweieinhalb Handbreit (zehn Fingerbreit) unter der Kniescheibe bei gebeugtem Kniegelenk und ein Fingerbreit seitlich der Schienbeinkante. Massieren Sie den Muskel ein bis zwei Minuten auf jeder Seite. Bei starken Schmerzen erzielt man durch intensive Massage meist eine sofortige Wirkung. Ein anderer wirksamer schmerzlindernder Fernpunkt an der Hand ist Di 4 – Hegu (Geschlossenes Tal), in der Mitte des Muskels zwischen Daumen und Zeigefinger. Drücken Sie ihn etwa 30 bis 60 Sekunden lang.

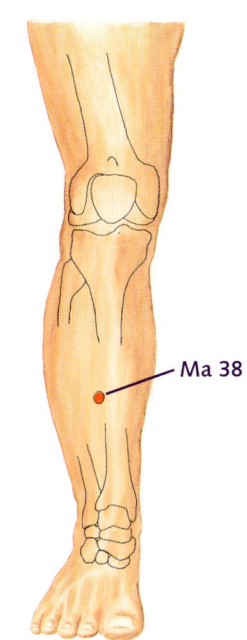

»Ein schöner Rücken kann auch entzücken«

Der Rücken ist nicht nur ein sehr erotischer Körperteil, er leistet auch einiges. Die Wirbelsäule verbindet oben und unten, Kopf und Becken, Verstand und Sexualität miteinander. Sie trägt den rund vier bis fünf Kilogramm schweren Kopf und lässt uns trotz Erdanziehungskraft aufrecht durch das Leben gehen. So lange, bis wir unser Kreuz irgendwann einmal spüren, weil wir eine plötzliche, ungelenke Bewegung machen, weil wir uns verheben, weil uns die »Hexe« ins Kreuz »schießt«, weil eine Bandscheibe gequetscht oder der Ischiasnerv eingeklemmt ist. Auch durch psychische Belastungen wie Stress und nervöse, ängstliche Anspannung können die Rückenmuskeln verspannen und hart werden.

Bei manchen Menschen dürfen Sie bei der Rückenmassage fest aufdrücken, bei anderen nur zart streicheln – fragen Sie nach!

115

Rücken und Hüften elastisch halten für die Liebe
■■■■■■■■■■■■■■■■■■■■■■■■■■■■■■■

»Nach Auffassung der chinesischen Medizin werden Rückenschmerzen durch Verletzung oder Eindringen von Kälte und Feuchtigkeit verursacht. Sie können auch durch Nierenschwäche, Neurose, Erschöpfung oder sehr häufigen Geschlechtsverkehr verursacht werden«, schreibt der Chinese Peijian Shen.

Dabei ist gerade ein gesunder, biegsamer Rücken für das Wohlbefinden und das Liebesleben enorm wichtig. »Die Hüften, Rücken und Hara müssen weich und elastisch für ein gutes Sexualleben sein«, meint der Japaner und Shiatsu-Experte Wataru Ohashi. Viel Bewegung, regelmäßige Gymnastik oder Yoga kräftigen die Wirbelsäulen- und Rückenmuskulatur und halten die Bandscheiben elastisch. Die meisten Yoga-Übungen sind für das Rückgrat bestimmt.

»Ein steifer Rücken ist gleichbedeutend mit alt sein. Erhalte dein Rückgrat elastisch und biegsam und bleibe jung«, lautet eine Yoga-Regel.

Schwimmen oder regelmäßige Rückengymnastik sind »Balsam« für Ihren Rücken.

Der Rücken stellt für viele Menschen die Problemzone Nummer 1 dar. Es ist wahrlich ein »Kreuz mit dem Kreuz«, denn jeder Dritte leidet zeitweise (akut) oder dauernd (chronisch) an Rückenschmerzen. Laut *Focus* sind Abnutzungs- und Verschleißerscheinungen für 90 Prozent aller Rückenprobleme verantwortlich. 62 Prozent aller Probleme treten im unteren Rücken, also im Lendenwirbel- und Kreuzbeinbereich, auf. 36 Prozent an der Halswirbelsäule und nur zwei Prozent im oberen Rücken. Die Partnerübungen 23 und 24 (→ Seite 118 bis 121) widmen sich deshalb vor allem dem unteren Rückenbereich.

Wie Sie Ihren Rücken stützen

Die Wirbelsäule funktioniert ähnlich wie ein Schiffsmast: Zieht ein Haltetau besonders stark – zum Beispiel beim falschen Heben und beim Tragen schwerer Lasten auf einer Körperseite – und das ihm gegenüberliegende Tau gibt diesem Zug nach, dann steht der

Mast schief. Deshalb müssen Sie auch die Bein-, Arm- und besonders die Bauchmuskeln stärken, damit das Rückgrat im Lot bleibt. Zusätzlich zur »Rückenschule« können Sie aktive Vorsorge mit Ihrem Partner betreiben. Geben Sie sich gegenseitig einmal in der Woche eine Entspannungsmassage mit Akupressur am Rücken, besonders im unteren Bereich, an Lenden, Hüften, Kreuz- und Steißbein, wo vor allem Männer zu Verspannungen neigen. Nehmen Sie sich dafür mindestens 20 Minuten Zeit.

»Einer der besten Wege, um allgemeine Gesundheit und damit ein glückliches Sexualleben zu fördern ist«, laut Ohashi, »den Blasenmeridian am Rückgrat entlang zu drücken.« Der Blasenmeridian ist der längste Meridian im Körper und verläuft auf beiden Seiten der Wirbelsäule zum Kreuzbeinbereich abwärts bis hinunter zu den Füßen (→ Seite 57).

Auf dem inneren Rückenast des Blasenmeridians etwa zwei Fingerbreit seitlich der Wirbelsäule liegen einige wichtige Einflusspunkte für die Organe bzw. Funktionskreise. Diese Zustimmungs- oder Shu-Punkte (Bl 13 bis 28) wirken sogar noch stärker als die Alarmpunkte auf die ihnen zugeordneten Organe ein: Die oberen Punkte (Bl 13 bis Bl 15) beeinflussen Lungen und Herz, die Punkte in der Rückenmitte die Verdauungsorgane, die Punkte im Lendenbereich (ab Bl 23) die Nieren sowie Dick- und Dünndarm, die Punkte am Kreuzbein (siehe Seite 120) die Blase selbst.

Erfinden Sie »Ihre« Liebesgriffe

Sie brauchen nicht im Detail zu wissen, welche Punkte auf welche Organe wie einwirken. Es genügt schon, wenn Sie mit leichtem Daumendruck seitlich der Wirbelsäule entlangmassieren. Sie können auch mit beiden Händen quer zur Wirbelsäule streichen. Dabei stimulieren Sie die Punkte auf dem Blasenmeridian von selbst. Massieren Sie die Rückenmuskulatur mit großflächigen und reibenden Bewegungen. Seien Sie erfinderisch und variieren Sie mit Ihren Griffen. Die wichtigsten Akupressur-Blasenpunkte für Wohlbefinden, Liebe und Partnerschaft lernen Sie in den beiden folgenden Übungen kennen.

B-13
B-14
B-15
B-16
B-17
B-18
B-19
B-20
B-21
B-22
B-23
B-24
B-25
B-26
B-27
B-28

Partnerübung 23: Rücken und Hüften dehnen

1 Ihre Partnerin liegt bequem auf dem Bauch, ihr Kopf ruht auf der Seite. Während der Behandlung kann sie ihn auch auf die andere Seite drehen. Sie als Massierender knien zunächst auf der rechten Körperseite Ihrer Partnerin, ein Bein ist dabei aufgestellt. Dehnen Sie anfangs in diagonaler, entgegengesetzter Richtung. Das entspannt und lockert den Rücken.

2 Der Handballen Ihrer linken Hand liegt oberhalb des Steißbeins, die Fingerspitzen zeigen schräg nach unten in Richtung linkes Bein. Der Handballen Ihrer rechten Hand ruht auf dem rechten Schulterblatt, die Fingerspitzen weisen in Richtung rechte Schulter (→ siehe Abbildung unten).

Nehmen Sie sich einmal pro Woche Zeit für eine wohltuende Entspannungsmassage am Rücken.

3 Fühlen Sie, wie Ihre Partnerin ein- und ausatmet. Beim Ausatmen verlagern Sie Ihr ganzes Körpergewicht nach vorne und stützen sich dabei auf Ihre Handflächen. Diese schieben sich in entgegengesetzter Richtung auseinander und dehnen so den Rücken Ihrer Partnerin. Wiederholen Sie die diagonale Dehnung dreimal.

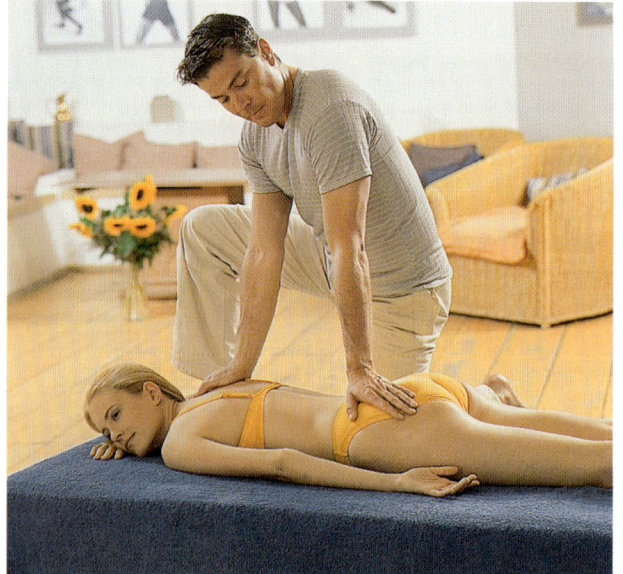

4 Bleiben Sie auf derselben Seite. Ihr rechter Handballen kommt nun oberhalb des Steißbeins zu liegen, die Fingerspitzen zeigen in Richtung rechtes Bein. Verschränken Sie Ihre Arme so, dass Ihr linker Handballen auf dem linken Schulterblatt ruht und die Finger in Richtung linke Schulter zeigen. Dehnen Sie wie zuvor durch Verlagerung Ihres Körpergewichts dreimal (→ Seite 119).

5 Setzen Sie sich nun entweder an das Kopfende Ihrer Partnerin oder knien Sie über ihren Oberschenkeln. Wenn Sie am Kopfende sitzen, arbeiten Sie von den Schultern aus nach unten Richtung Kreuzbein. Wenn Sie über ihren Oberschenkeln knien, von den Hüften aus nach oben.

6 Setzen Sie die Handballen rechts und links von der Wirbelsäule auf und schieben Sie dehnend die beiden Körperhälften gleichzeitig nach außen. Gehen Sie dabei mit Ihrem ganzen Körpergewicht mit. Nehmen Sie sich Zeit für die untere Region, für den Lendenbereich und die Hüften. Drücken Sie nicht auf die Wirbelsäule und die Nieren! Vorsicht auch bei Bandscheibenschäden – keinen Druck ausüben!

7 Reiben Sie Ihre Hände warm und legen Sie dann Ihre beiden warmen Handflächen gleichzeitig auf die Nieren. Lassen Sie sie etwa ein bis zwei Minuten lang bewegungslos darauf liegen. Reiben und kreisen Sie zum Abschluss sanft die Nierengegend. So wie das Hara beim Menschen die Wurzel ist, sind auch die Nieren die »Wurzel des Lebens«. Sie reagieren sensibel auf Temperaturschwankungen, mögen keine Kälte, dafür umso mehr Wärme.

Spenden Sie ihnen wärmende Liebesenergie. Lassen Sie Ihre Hände abwärts zum Steißbein und von dort beidseitig entlang der Wirbelsäule wieder aufwärts gleiten. Wiederholen Sie diese wohltuende Massage mehrmals.

Sollte Ihre Partnerin einschlafen, ist das ein Kompliment für Ihre entspannende Massage.

Bewegung statt Schonung

Um verspannte Rückenmuskeln wieder zu lösen und zu aktivieren, empfehlen Experten Ganzkörpersportarten, wie Schwimmen, Skilanglauf und Ganzkörper-Gymnastik. Sie stärken Ausdauer, Kraft und Beweglichkeit gleichermaßen.

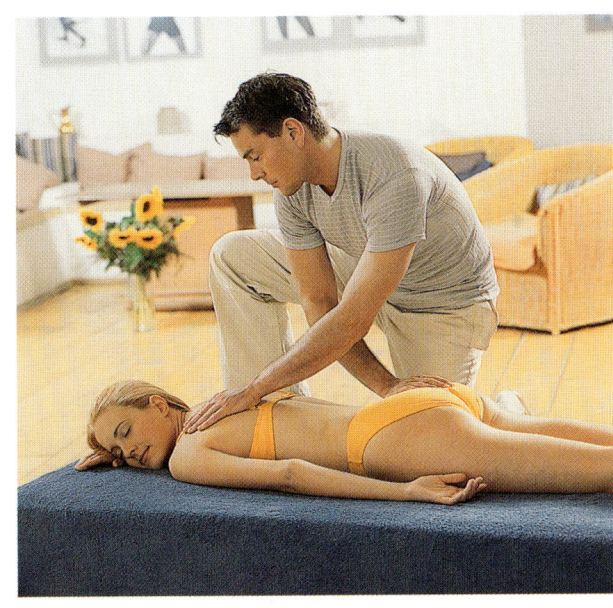

Partnerübung 24:
Akupressur am Kreuzbein

1 Bei dieser Übung knien Sie über den Oberschenkeln Ihres Partners und arbeiten von unten nach oben.

2 Nehmen Sie bei dieser Übung Ihre Daumen und drücken Sie, immer wenn Ihr Partner ausatmet, auf beiden Seiten gleichzeitig die Punktepaare des Blasenmeridians zwei Fingerbreit (eineinhalb Cun) seitlich der Wirbelsäule. Ein energetischer Aktivierungspunkt ist Bl 23 – Shenshu (Transportpunkt zur Niere), der zwischen dem zweiten und dritten Lendenwirbel auf Nabelhöhe zwei Fingerbreit seitlich der Wirbelsäule liegt. Shenshu belebt den ganzen Körper, kräftigt vor allem die Nierenfunktion und das Immunsystem, er hilft aber auch bei Kreuzschmerzen und bei Sexualproblemen wie Impotenz und Menstruationsstörungen. Auf gleicher Höhe wie Bl 23 liegt auf dem Lenkergefäß in der Mittellinie des Rückens der Punkt LG 4 – Mingmen (Lebenspforte, Tor der Vitalität). Beide Punkte wirken auf ähnliche Art und Weise: Sie stärken das Nieren-Yang, die Feuer-Niere, aktivieren psychische Kräfte und bringen frischen Schwung in das Liebesleben. Massieren Sie die Punkte Bl 23 und LG 4 bei Bedarf eine halbe bis eine Minute lang.

3 An den Hüften liegen zu beiden Seiten des Kreuzbeins, dem knochigen Dreieck an der Basis der Wirbelsäule oberhalb des Steißbeins, eine Gruppe von Blasenpunkten, die bei verspannten Rückenmuskeln und Rückenschmerzen Linderung verschaffen: Bl 31 bis Bl 34 – Baliao (Kreuzbeinlöcherpunkte): Es sind dies die Punkte, die jeweils zwei Fingerbreit seitlich der

LG 4

Bl 23

Bl 31

Bl 32

Bl 33

Bl 34

120

Wirbelsäule liegen. Wenn Sie diese vier Punktepaare drücken, werden die Rückenmarksnerven angeregt, die die Beckenregion versorgen. Die Durchblutung wird durch die Massage dieser Punkte verbessert, Menstruations- und Blasenbeschwerden werden gelindert und die Fortpflanzungs- und Sexualorgane direkt stimuliert. Drücken Sie die Punkte stark und einwärts für etwa ein bis zwei Minuten.

4 Massieren Sie daran anschließend die Region am Kreuzbein. Dies tun Sie, indem Sie mit beiden Händen die darüber liegende Muskelschicht fest durchkneten und kräftig walken. Sie dürfen auch den so genannten »Sägegriff« anwenden und auf dem Kreuzbein reiben. Wenn Ihr Partner in diesem Bereich sehr verspannt ist, was oftmals der Fall sein kann, wird ihm das auf jeden Fall sehr gut tun.

5 Zum Abschluss der Partnerübung schieben Sie das Kreuzbein zusammen. Dazu legen Sie Ihre Handballen mit einwärts gerichteten Fingerspitzen seitlich auf die Pobacken. Nun drücken Sie das Kreuzbein kräftig zur Mitte hin zusammen. Wiederholen Sie diese für Ihren Partner entspannende Bewegung mindestens dreimal.

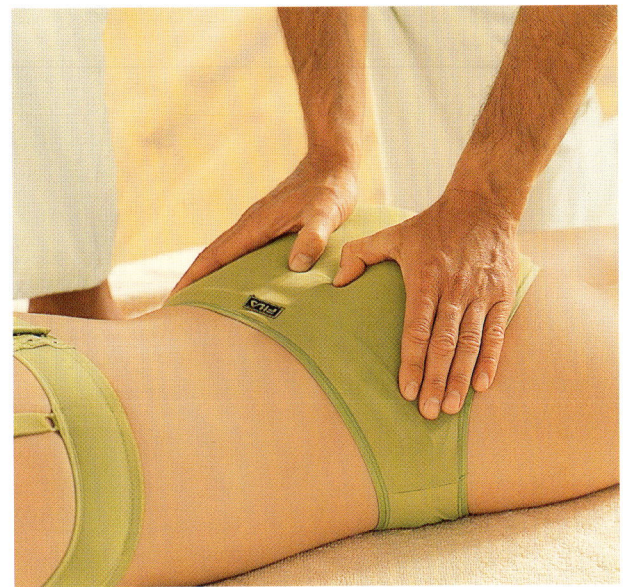

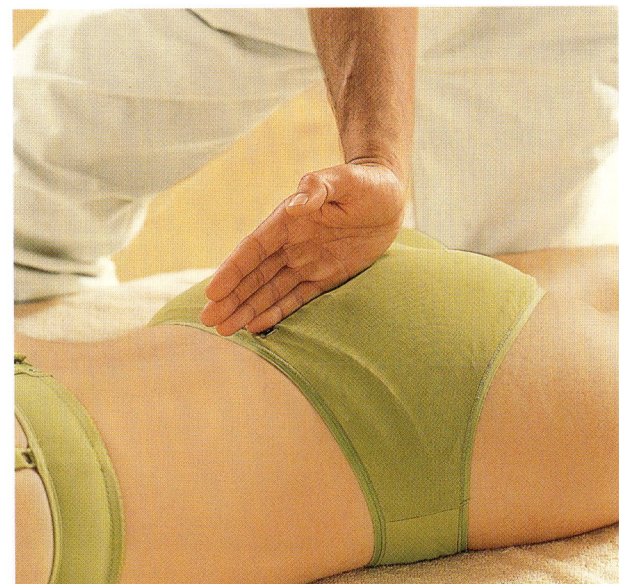

Ganz oben:
Das Kreuzbein dürfen
Sie fest massieren oder
kneten ...

Oben:
... und abschließend
mit den Handballen zur
Mitte hinschieben.

Partnerübung 25: Den Po massieren

Wenn Sie nun noch Zeit und Lust haben, können Sie sich dem Allerwertesten Ihres Partners widmen. Der Po lässt sich am leichtesten massieren, weil hier gewöhnlich mehr Muskelmasse als an irgendeinem anderen Körperteil ist. Zum anderen empfindet der Massierte so gut wie jeden festen Handgriff und -druck am Gesäß als äußerst angenehm. Probieren Sie's ruhig mal aus!

1 Kneten und reiben Sie beide Pobacken mit den Daumen gleichzeitig wie Brot- oder Kuchenteig – solange es nicht weh tut, kann es nur gut tun. Womöglich kann Ihr Partner die wohltuende Wirkung sogar an den Füßen spüren. Die bessere Durchblutung lässt sie manchmal kribbeln und angenehm warm werden.

2 An den beiden Seiten des Pos gibt es zwei Gallenblasenpunkte, die Sie bei Schmerzen im unteren Rücken- oder Ischiasbereich akupressieren können, aber bitte nicht zu stark: Gb 30 – Huantiao (Zurückspringen). Gb 30 liegt in der großen Vertiefung auf der Hüfte.

Fernpunkte an den Beinen bei Rückenschmerzen

3 Wenn Sie nun noch die Rückseite der Beine massieren, streichen Sie automatisch über den Blasenmeridian, der in der Mitte der Beinrückseite abwärts verläuft. Die folgenden beiden Punkte liegen an zentralen Stellen:

- **Bl 40 – Weizhong** (Mitten in der Biegung, Unterstützende Mitte). Lage: in der Mitte der Kniekehlen.

Weizhong übt eine starke Fernwirkung bei Kreuzschmerzen und Ischialgien aus. Er hilft im Sommer auch bei Erschöpfung durch zu viel Hitze. Er wird mit dem

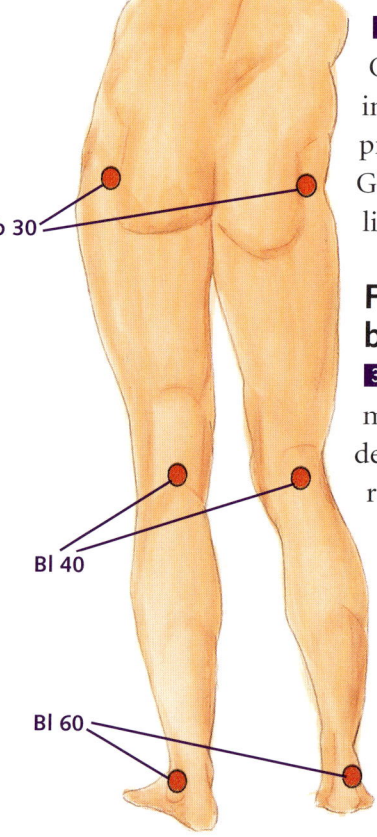

Gb 30

Bl 40

Bl 60

Zeige- oder Mittelfinger kräftig für ein bis zwei Minuten auf jeder Seite massiert.

■ **Bl 60 – Kunlun** (Kunlun-Gebirge). Lage: hinter dem Außenknöchel in der Vertiefung vor der Achillessehne.

Der Kunlun-Berg ist im chinesischen Volksglauben der »Heilige Berg«. Er spiegelt die himmlische Hierarchie wider, die sich die Chinesen achtstufig vorstellen. An ihrer Spitze prunkt der Jadepalast des Himmelsherrschers Di. Kunlun sollte bei Kreuzschmerzen zusammen mit Weizhong akupressiert werden. Außerdem hat der Punkt eine starke Fernwirkung auf den Hinterkopf (Kopfschmerzen) und die Nackengegend.

Zwei starke »weiche Begleiter«

Hier am heiligen Kunlun, den es als Hochgebirgsmassiv (7723 m) in Zentralasien tatsächlich gibt, endet unsere Entdeckungsreise in den Fernen Osten und entlang des Körpers Ihres Partners. Die Übungen, die Sie auf dieser »Bilderbuchreise« kennengelernt haben, stellen eine sinnliche Anregung für zwei sich liebende Menschen dar. Doch bei der Anregung allein sollte es nicht bleiben. Sie müssen selbst aktiv werden und Taten der Liebe erbringen. Auf dem oft mühsamen gemeinsamen Weg mit einem anderen Menschen haben Sie mit Shiatsu und Akupressur zwei starke »weiche Begleiter« an jeder Hand. Diese beiden Begleiter zeigen Ihnen nicht nur den Weg, sie machen Sie auch mit der Kraft Ihrer eigenen Hände vertraut. Mit ihnen haben Sie zwei der geschicktesten und feinfühligsten Wunderwerke der Natur mitbekommen. Mit Ihren Händen können Sie Ihrem Partner viel Gutes tun und ihn Ihre Liebe spüren lassen.

Die Liebe ist das wichtigste »Gewürz« des Lebens. Wie bei einem guten Essen, das mit viel Liebe zubereitet wird, gehören zu einem glücklichen Zusammensein Einfühlungsvermögen, Hingabe, Entspannung und Genuss. Gefühlvolle Massage und Akupressur können die Sinne öffnen und Nähe und Intimität fördern. Wahre Intimität ist ein Stück Lebensfreude. Sie bringt Licht in den Alltag und lässt uns Kraft und Energie schöpfen.

Wenn sie sich mit den Grundlagen von Shiatsu und Akupressur vertraut gemacht haben, kommt es vor allem auch auf Ihre Hingabe und Ihr Einfühlungsvermögen an.

Wenn Sie eine/n in chinesischer Medizin ausgebildete/n Ärztin oder Arzt in Ihrer Nähe suchen, wenden Sie sich bitte an nebenstehende Adressen.

Nützliche Adressen

- Deutsche Ärztegesellschaft für Akupunktur e.V., Würmtalstraße 54, 81375 München
Tel: 089/7100 5-0, fz@daegfa.de, www.daegfa.de
- SMS – Societas Medicinae Sinensis, Internationale Gesellschaft für Chinesische Medizin e.V., Franz-Joseph-Straße 38, 80801 München, Tel: 089/271 95 22
- Informationsstelle für Akupunktur, Gisela Kraus, Postfach 1333, 85563 Grafing bei München
- AG für klassische Akupunktur und Traditionelle Chinesische Medizin e.V., Hans-Dirk Struve, Ostendstraße 99, 90482 Nürnberg, Tel: 0911-504 74 73, Internet-Adresse: http://www.naturheilkunde-online.de

Informationen zur Behandlung von Allergien erhalten Sie beim:
- Deutschen Allergie- und Asthmabund (DAAB) e.V., Hindenburgstraße 110, 41061 Mönchengladbach, Infotel.: 02161/102 07
- Auf folgender Internetseite finden Sie interessante Informationen über Akupressur: www.acupressure.org/welcome.htm

Literatur

Jeanne E. Blum: Chinesische Medizin für Frauen. Akupressur mit den 24 verbotenen Energiepunkten. © Falken Verlag. Niedernhausch 1998

Michael Reed Gach: Akupressur für Liebende. Sexuelle Massagetechniken für ein erfülltes Liebesleben. © Droemer Knaur Verlag. München 1997

Gabriel Stux, Niklas Stiller, Bruce Pomeranz: Akupunktur. Lehrbuch und Atlas. © Springer Verlag. Berlin 1989

Wataru, Ohashi Shiatsu. Die japanische Fingerdrucktherapie, Verlag Hermann Bauer. © Freiburg im Breisgau 1992

Lucinda Lidell, Sara Thomas, Carola Beresford Cooke, Antony Porter: Massage. Anleitung zu östlichen und westlichen Techniken. Partnermassage, Shiatsu, Reflexzonenmassage. © Mosaik Verlag. München 1989

Die Autorin

Jutta Keller wurde 1960 geboren (nach dem chinesischen Kalender im Jahr der Ratte). Ihr frühes Interesse an anderen Kulturen führte sie auf Reisen nach Bali, Sri Lanka, Israel und Südafrika. Ihre Faszination gilt Mythen und Kulten von gestern und heute, fremdländischer Küche, alternativen Heilweisen und ganzheitlicher Gesundheit.

Sie lebt und arbeitet als Autorin und Journalistin in München.

Quellennachweis

S. 31: Stiftung Warentest: »Die andere Medizin«. Berlin 1992

S. 33: Lauster, Peter: »Die Liebe«. © Rowohlt Verlag. Reinbek 1982

S. 41: Chang, Jolan: »Das Tao der Liebe«. © Rohwolt Verlag. Reinbek

S. 53: Dethlefsen, Thorwald/Dahlke, Rüdiger: »Krankheit als Weg«. © Goldmann Verlag. München 1989

S. 94: Inkeles, Gordon/Todris, Murray: »Die Kunst der zärtlichen Massage«. © Verlag Hermann Bauer. Freiburg/Breisgau 1990

S. 97, 111, 116: Shen, Peijian: »Chinesische Heilmassage«. © Bechtermünz Verlag. Augsburg 1996

S. 116: Focus, Nr. 36 vom 04.09.1995

Bildnachweis

Alle Fotos: Dominik Parzinger, München

Mit Ausnahme von: AKG Archiv für Kunst und Geschichte GmbH, Berlin: 8, 18, 42; Bildarchiv Preußischer Kulturbesitz Berlin: 34; Image Bank Bildagentur GmbH, München: 7 (Kohen), 16 (Ruggieri), 17 (de Lossy), 54 (de Vico-Arepi), 76 (Regine M.), 84 (White/Packert), 89 (Kohen), 110 (Faber); Jump, Hamburg: (Vey):33; Mauritius Die Bildagentur GmbH, Mittenwald: 39 (Visa Image); zefa visual media gmbh: 108 (Stassen)

Haftungsausschluss

Die Inhalte dieses Buches sind sorgfältig recherchiert und erarbeitet worden. Dennoch können weder die Autorin noch der Verlag für die Angaben in diesem Buch eine Haftung übernehmen.

Impressum

Es ist nicht gestattet, Abbildungen und Texte dieses Buches zu digitalisieren, auf PCs oder CDs zu speichern oder auf PCs/Computern zu verändern oder einzeln oder zusammen mit anderen Bildvorlagen/ Texten zu manipulieren, es sei denn mit schriftlicher Genehmigung des Verlages.

Weltbild Buchverlag, Augsburg
© 1999 Weltbild Verlag GmbH, Augsburg
Alle Rechte vorbehalten

Redaktion: Nele Haasen, München
Fachliche Beratung: Bernd Michel
Bildredaktion: Susanne Allende
Umschlag: Lydia Koch
Layout: Fischer's DTP-Studio, München
Illustrationen: Sascha Wuillemet, Studio für Illustrationen und Fotografie, München
DTP/Satz: Avak Publikationsdesign, München
Reproduktion: Typework Layoutsatz & Grafik GmbH, Augsburg
Druck und Bindung: Franz Spiegel Buch GmbH, Ulm

Gedruckt auf chlorfrei gebleichtem Papier

Printed in Germany

ISBN 3-89604-419-2

Stichwortverzeichnis

Verzeichnis der Akupressurpunkte